Verena Dombert

Multiple Sklerose -

Zeit für einen Neuanfang

FOLGE DEINER INNEREN

STIMME

Impressum

Bibliografische Information der Deutschen Nationalbibliothek: Die Deutsche Nationalbibliothek verzeichnet diese Publikation in der Deutschen Nationalbibliografie; detaillierte bibliografische Daten sind im Internet über dnb.dnb.de abrufbar.

© 2024 Verena Dombert

Herstellung und Verlag: BoD – Books on Demand, Norderstedt

ISBN: 978-3-7583-1485-8

Inhalt

Die Diagnose Multiple Sklerose ist nicht einfach irgendeine Diagnose. Sie ist wie ein schwarzes Loch, alles in sich aufsaugend, verbunden mit einem langanhaltenden Schockzustand. Aber sie birgt auch Chancen in sich und wenn wir sie lassen, zeigt sie uns sogar Wege auf, wie wir es schaffen im Einklang mit uns selbst zu leben.

Ich möchte dir mit meiner Geschichte Mut machen, dein Schicksal selbst in die Hand zu nehmen. Ich möchte dir anhand meiner Erfahrungen zeigen, wie sehr die psychische Verfassung die MS beeinflusst und wie du sie dir zunutze machen kannst. Lerne auf dein Herz zu hören, denn egal wie leise es auch zu dir sprechen mag, es kennt die Antwort auf deine Fragen. Natürlich ist der Weg zur Selbstverantwortung nicht mit Rosen gepflastert, und Gott weiß, wie oft ich gezweifelt habe. Ich lag am Boden und wollte mich am liebsten in Selbstmitleid ertränken. Zum Glück waren diese Zustände nie von langer Dauer und auch mein Kampfgeist war am Ende stärker.

Mein Weg muss weiß Gott nicht dein Weg zum Glück sein, aber vielleicht hilft dir meine Geschichte, um deine eigene neu zu schreiben. Ich habe in den letzten Jahren gelernt, dass es nie zu spät ist, etwas zu ändern und dass es möglich ist, jederzeit glücklich zu werden. Selbstliebe ist dabei das Zauberwort. Alles in unserem Leben wird von unserer Selbstliebe und Selbstakzeptanz beeinflusst. Ohne die Selbstliebe können wir uns nicht weiterentwickeln. Ohne sie fehlt uns der Mut, neue Erfahrungen zu machen und neue Wege zu gehen.

SELBSTLIEBE –

UNSER STÄRKSTES WACHSTUMSHORMON

Multiple Sklerose (*kurz MS*) ist eine chronisch entzündliche Autoimmunerkrankung des zentralen Nervensystems. Betroffen hiervon sind das Gehirn und das Rückenmark. Im Verlauf dieser Krankheit werden Nervenstrukturen, genauer gesagt die Myelinscheiden durch unseren eigenen Körper angegriffen und zerstört, was unter anderem Sehstörungen, Kribbelgefühle, Kraftlosigkeit, Muskelschwäche, Müdigkeit, Unsicherheiten beim Gehen, kognitive Beeinträchtigungen und vieles mehr zur Folge haben kann. Sie wird daher auch gerne die Krankheit der 1000 Gesichter genannt, da sie so vielfältige Symptome zeigt. Die MS gilt zwar als nicht heilbar, aber ich glaube trotzdem fest daran, dass es nicht das Ende der Welt bedeuten muss. Stattdessen möchte ich dich ermutigen, die Verantwortung für deine Gesundheit nicht an andere wie z. B. Ärzte abzugeben, sondern Eigenverantwortung zu übernehmen und zu lernen, auf dein Bauchgefühl zu hören.

Bitte verstehe mich nicht falsch: Ich möchte niemandem davon abraten, sich von einem Arzt behandeln zu lassen, aber man sollte auch nicht alles glauben, was die „Götter in Weiß" so erzählen. Vielmehr bin ich der Überzeugung, dass unser Körper und unsere Seele verzweifelt nach Unterstützung und Veränderung rufen.

Wenn du jetzt noch Lust hast, weiterzulesen, gebe ich dir gerne einen Einblick, wie ich zu dieser Krankheit gekommen bin *(zumindest glaube ich fest daran)* und wie ich es geschafft habe, durch und mit dieser Krankheit zu wachsen.

Mein Name ist Verena Dombert, ich bin im September 1981 geboren und im Jahr 2010 wurde bei mir Multiple Sklerose diagnostiziert.

Ich erblickte in Lübeck das Licht der Welt und bin das jüngste von drei Kindern, alles Mädels. Ich war ein sehr fröhliches Kind, bin viel im Garten oder auf den Wiesen vor unserer Haustür spielen gewesen. Als ich älter wurde, hat meine Schwester mich zum Reiten mitgenommen. In unserer Nachbarschaft gab es einen älteren Herrn, der viele Ponys hatte, auf denen wir Kinder reiten durften. Man könnte sagen, ich hatte alles, was sich so ein Mädchenherz wünscht.

Nach der Grundschule bin ich auf die Realschule gekommen. Man hatte es meinen Eltern zwar freigestellt, mich auf ein Gymnasium zu schicken. Aber da sie mich nicht überfordern wollten (und weil sie vielleicht auch zu der Zeit schon wussten, dass ich chronisch faul bin), entschieden sie sich dafür, mich auf die Realschule zu schicken. Ich würde sagen, ich war definitiv keine Musterschülerin, aber intelligent genug, mich ohne Anstrengung durchzumogeln. Ich hatte nie viel Lust, meine Zeit mit lernen zu vertrödeln, sondern war lieber draußen bei meinem Pferd und später auch bei den Jungs.

Meine Stute Gipsy war in dieser Zeit die absolute Wunscherfüllung! Ich kaufte sie von meinem Konfirmationsgeld und etwas geliehenem Geld meiner Eltern, was ich aber zurückzahlte. Heute bin ich mir sicher, dass es nicht nur Schicksal war, dass ich Gipsy gefunden und gekauft hatte, sondern Bestimmung. Ich habe so viel von ihr lernen dürfen. Eine bessere Wegbegleiterin hätte es nicht geben können.

Kurz vor und nach dem Realschulabschluss gehörte ich leider zu den Leuten, die überhaupt keinen Plan hatten, was sie mit ihrer Zukunft anfangen sollten. Ich war mir zwar sicher, nicht mehr weiter zur Schule gehen zu wollen, aber in welche Richtung eine Ausbildung gehen sollte, wusste ich auch nicht. Ein paar Bewerbungen hatte ich zur Beruhigung meiner Eltern geschrieben, aber ich bekam nur Absagen. Meine Eltern hätten mir auch eine Ausbildung ermöglicht, die Geld gekostet hätte, aber auch da fiel mir nichts Gescheites ein. Also blieb ich ein Jahr zu Hause und arbeitete als Schülerfonds. Das ist eine Art Minijob für Schüler in Lübeck bei den Vorwerker Diakonien, einer Einrichtung zur Betreuung von Menschen mit Behinderungen aller Art. Meine Aufgabe war die Betreuung von behinderten Kindern. Wir gingen spazieren oder spielten zusammen auf dem Gelände der Diakonie. Ich verdiente so 160 DM im Monat und bezahlte davon mein Pferd weiter bei meinen Eltern ab.

Die Monate gingen ins Land, und ich stand wieder vor dem Dilemma, mich bewerben zu müssen. Ich entschied mich für einen Bürojob und schickte eine Bewerbung an die Deutsche Telekom. Im Leben hätte ich nicht mit einer Rückmeldung gerechnet. Doch unverhofft kommt oft. Ich wurde zum Vorstellungsgespräch eingeladen sowie noch zehn weitere Bewerber. Das war der erste Schritt des Bewerbungsverfahrens, die Gruppenarbeit. Jetzt begann mein Ehrgeiz zu wachsen, und ich wollte diesen Platz unbedingt. Nachdem ich auch noch zum Einzelgespräch eingeladen wurde, bekam ich eine Zusage. Ich war stolz wie Bolle. So ein großer Laden, und ich würde bald ein Teil davon sein. Die große, weite Welt konnte kommen.

Wenn man mal die Zickereien unter den Damen (*wir waren 20 Azubis, davon 18 Mädels*) ausblendet, dann hatte ich dort eine wirklich großartige Zeit. Einen besseren Arbeitgeber hätte ich kaum finden können. Zum Ende der Ausbildung hatte man es uns frei überlassen, ob wir die Ausbildungszeit auf zweieinhalb Jahre verkürzen wollten oder nicht. Ich witterte einen sicheren Arbeitsvertrag in Lübeck, denn wer früher fertig war als alle anderen, hatte natürlich bessere Chancen. Doch in Lübeck war nichts frei, was meinen Wünschen entsprach. Ich landete in Hamburg in einem T-Punkt. Allerdings mit gemischten Gefühlen, denn eigentlich hatte ich nicht vor, Lübeck zu verlassen, mich täglich in den Zug zu setzen, nach Hamburg zu fahren und dort auch noch Schichtdienst zu schieben.

Doch ich wurde dort so herzlich und mit offenen Armen empfangen, dass ich die Nachteile bald vergaß. Ich blühte immer weiter auf. Der Umgang mit den Kunden und den Kollegen machte mir sehr viel Spaß. Nach zwei Jahren bot man mir sogar die Stelle als stellvertretende T-Punkt-Leiterin an, was für mich auf jeden Fall eine große Ehre war, die ich dennoch aus verschiedenen Gründen nicht annehmen konnte. Zum einem empfand ich mich mit damals Anfang 20 als noch zu jung, denn wie sollte ich Küken meine alten Hasen dazu bewegen, nach meiner Pfeife zu tanzen? Außerdem war ich der Meinung, dass ein anderer Kollege den Job viel eher verdient hatte als ich. Zu guter Letzt spielte ich sowieso mit dem Gedanken, zu kündigen und die Abfindung anzunehmen, die mir ebenfalls angeboten worden war.

Es war eine Zeit des Umbruchs. Viele Kollegen wurden entlassen oder anderweitig eingesetzt. Ich wollte nicht auch wegrationalisiert werden, und nach einem Gespräch mit meinem Chef wuchs in mir der Wunsch, zurück nach Lübeck zu gehen und hier, wo ich auch wohnte, wieder zu arbeiten. Ein Entschluss, der aus der Weihnachtsfeier eine riesige Abschiedsfeier machte, bei der auch viele Tränen flossen. Aber ich sah es als Chance für einen Neuanfang, denn zu dieser Zeit hatte ich wohl noch ein Selbstbewusstsein, das durch keine Tür passte. Mein Motto: „Was kostet die Welt? "

Jung und unerfahren, nahm ich mir meinen Vater zum Vorbild und landete in der Versicherungsbranche. Als junger Mensch mit Verkaufstalent wird man gerne von den Versicherungen auf selbstständiger Basis angenommen–und verheizt. Doch diese Erkenntnis kam leider viel zu spät. Ich arbeitete mich ein, versuchte alles, was man mir vorgab, so gut es ging umzusetzen. Aber ich musste trotzdem schnell bemerken, dass diese Branche kein Ponyhof war und ist und man ziemlichen Gegenwind bekommt, wenn man seine Ziele nicht erfüllt. Freundlich und mit offenen Armen werden nur die empfangen, die viel umsetzen. Leider gehörte ich nur selten dazu. Mein Vater sagte immer: „Nichts ist so beständig wie der Wandel". Ich denke, was Versicherungen angeht, hätte er es nicht besser beschreiben können.

Aber ich wollte nicht wie die anderen sein. Ich war lieber in Jeans und Turnschuhen unterwegs als im Kostümchen. Das war einfach nicht meine Welt, und zu meinem Glück fanden meine Kunden das auch gut so. Ich wollte sie so behandeln, wie ich es selbst für mich gewünscht hätte: ehrlich und fair. Aber ich muss zugeben, man wägt doch ab, was man verkauft oder anbietet– wenn das eigene Geld immer knapper wird, auch schon einmal gegen die eigene Überzeugung. Meine Philosophie war zwar nach meiner Ansicht ehrbar, ließ sich aber kaum bis gar nicht mit den geforderten Umsatzzahlen vereinbaren. Ich befand mich in einem andauernden Zwiespalt zwischen Gewissen und Umsatzdruck.

Im Jahr 2006 kam dann der vollkommene Zusammenbruch: Meine Vertriebsdirektion wurde aufgelöst, und ich meldete mich arbeitslos. Ich stand vor dem finanziellen Ruin. Eigentumswohnung, Pferd und Autokredit an der Backe. Essen kaufte ich mir teilweise vom Flaschenpfand. Eine Mahnung nach der anderen flatterte mir ins Haus. Obwohl meine Eltern zu dieser Zeit selbst nicht viel hatten, versuchten sie, auch mich noch über Wasser zu halten. Doch wo ein Loch gestopft wurde, tat sich sofort das nächste auf. Diesen Stress konnte ich kaum noch ertragen, und ich fing an, zum ersten Mal über einen Selbstmord nachzudenken. Ich sah einfach keinen anderen Ausweg mehr für mich.

Durch das Geld vom Arbeitsamt ging es wieder etwas bergauf, aber von meinem einstigen Selbstwertgefühl war nichts mehr da. Mein Lachen und meine Fröhlichkeit verschwanden immer mehr. Ich zog mich immer mehr zurück. Im Internet verkroch ich mich auf den Single-Börsen. Es lenkte mich vom Alltag ab. Nichts bzw. kaum etwas im Internet ist real oder ernst gemeint, aber auch Schmeicheleien, die dazu dienen sollten, mich ins Bett zu bekommen, taten in solchen Situationen gut. Ich fühlte mich wieder wichtig, und es kostete kein Geld. Einige Männer habe ich kennengelernt, mit den wenigsten lief dann auch etwas. Meist waren es nur Flirts ohne Sex. Es war meine Zuflucht vor der realen Welt. Auf der einen Seite genoss ich zwar die einfache Ablenkung, doch insgeheim wünschte ich mir auch eine feste Beziehung. Jemanden zum Anlehnen, wenn es einem schlecht geht. Aber war es überhaupt möglich, in dieser künstlichen Welt den Mann fürs Leben zu finden?

Heute weiß ich: JA, ES IST MÖGLICH, es dauert nur etwas. Denn wie das Schicksal es wollte, lernte ich dort meinen heutigen Ehemann kennen. Ich weiß es noch, als wäre es gestern gewesen.

Es begann zur Fußball-WM 2006. Unser Fußballmärchen. Uns flüchtig geschrieben hatten wir schon Monate vorher. Aber entweder war dann er oder ich gerade mit einem anderen Partner zusammen, sodass es nie zu einem Treffen kam. Nachdem er aber auch eine gute Freundin von mir kennengelernt hatte, kreuzten sich unsere Wege wieder. Zu dieser Zeit war Sascha krankgeschrieben, und ich war arbeitslos, sodass wir jeden Abend bis in die Nacht hinein miteinander chatteten und über Gott und die Welt sprachen. Ich hatte schon damals das Gefühl, als würde ich ihn ewig kennen. Wir trafen uns nachmittags und fuhren gemeinsam an den Strand oder an verschiedene Seen oder gingen ins Kino. Wir scherzten viel miteinander herum, auch darüber, wie es wohl wäre, wenn wir zusammen im Bett landen würden.

Er war genau der Typ Mann, der in mein Traum-Mann-Schema hineinpasste. Groß, dunkle Haare, blaue Augen. Ein sportlicher Typ, der auch immer gute Laune ausstrahlte. Und es gab noch etwas, das mich völlig faszinierte und was vorher noch kein anderer Mann geschafft hatte: Ich konnte nichts an ihm feststellen, was mich störte. Obwohl er kein perfekter Mann ist, war er es dennoch für mich. Bei allen anderen Männern vor ihm hatte ich immer etwas Störendes gefunden, selbst wenn es zu viele Leberflecken waren. Irgendetwas gab es immer, weswegen ich schnell mein Interesse an ihnen verlor. Aber bei Sascha war das nicht der Fall, und das ist auch heute noch so.

An dem Abend, als bei der Fußball-WM 2006 Deutschland gegen Italien verlor und aus dem Turnier ausschied, kam er nachts noch zu mir, und wir sahen uns an einem Feldweg die Sterne an. Keiner wagte einen Schritt auf den anderen zuzugehen. Ich glaube, wir hielten nur Händchen und sprachen über das Fußballspiel. Aber ich war mir ab diesem Tage sicher: Ich will ihn und keinen anderen.

Doch es dauerte noch ein wenig, bis ich an mein Ziel kam, denn eigentlich hatte jeder dem anderen gesagt, dass er keine feste Beziehung suchen würde. Nach etwa einer Woche fragte mich meine Freundin, ob es denn etwas Ernstes sei zwischen ihm und mir, doch ich wusste nicht, was ich darauf antworten sollte. Von meiner Seite aus war es Ernst, doch ich glaubte nicht daran, dass er dasselbe auch für mich empfand. Als ich Sascha noch am späteren Nachmittag traf, und wir wieder zum See gefahren waren, war mein Mund schneller als mein Gehirn. Ich erzählte ihm vom Gespräch mit meiner Freundin und auch davon, dass sie mich gefragt hatte, ob es Ernst sei zwischen uns. Ich hatte den Satz kaum beendet, da fragte ich mich schon, ob ich darauf wirklich die Antwort hören wollte. So wie es bisher war, war zwar die Zukunft ungewiss, aber die Gegenwart sehr schön. Würde er mir jetzt sagen, dass er definitiv kein Interesse hätte an mir, wäre es aus mit der Romantik.

Doch er sah mich an und fragte nur: „Und, ist es ernst?" Ich stockte, denn ich wusste nicht, was ich antworten sollte. Er lächelte mich an, und seine blauen Augen blitzten auf: „Also für mich ist es ernst", sagte er. Ich nickte nur und sagte, dass ich dasselbe empfinden würde. Wir verschwanden im Wasser, küssten und umarmten uns. Ich konnte mein Glück kaum fassen.

Mit Sascha an meiner Seite konnte ich endlich wieder lachen und meine finanziellen Probleme vergessen, zumindest kurzfristig. Mit seiner Rückendeckung erschien plötzlich alles leichter.

Wie jeder weiß, halten die rosaroten Wolken nicht ewig und der Alltag mit all seinen Problemen hatte mich ganz schnell wieder eingeholt.

Jahrelang redete ich mir ein, nichts mehr wert zu sein, keine Kraft mehr zu haben, um weiterzumachen. Oft habe ich sogar an Selbstmord gedacht. Jede noch so kleine Auseinandersetzung brachte mein Fass zum Überlaufen. Nette Worte hatte ich kaum für mich selbst übrig, stattdessen war mein Kopf voll mit Selbstvorwürfen und Hass auf mich selbst.

Die Wut, die ich dann auf mich empfand, ließ mich die Nacht zum Tag machen. Der Puls stieg, das sonst so leise Ein- und Ausatmen wurde zu einem verzweifelten Schnaufen. Ich wollte weg, einfach nur noch raus aus dieser Situation. Aber wo sollte ich denn schon hin? Die erste Flucht begann immer damit, dass ich aus dem Bett in ein anderes Zimmer flüchtete. Meistens war das das Badezimmer. Dort konnte ich mich in Ruhe einschließen und mich meinem Selbsthass hingeben.

Ich kauerte die meiste Zeit auf den kalten Fliesen, weil ich vor lauter Selbsthass glaubte, es nicht anders verdient zu haben. Ich fühlte mich wie ein Nichtsnutz, und Nichtsnutze sollten auch nicht in einem warmen Bett schlafen dürfen. Meine Art der Selbstbestrafung. So saß ich zitternd und weinend auf dem Boden und mein Körper war mit Gänsehaut bedeckt. Lange reichte meinem Verstand, denn von dem kamen ja diese furchtbaren Hirngespinste, die Erniedrigungen auf dem Badezimmerfußboden nicht mehr aus. Die nächste Stufe war dann die Nagelschere. Ich handelte fast wie auf einen Befehl. Fortlaufend redeten die Stimmen in meinem Kopf auf mich ein, dass nur das Zustechen und die damit verbundenen Verletzungen mir Erlösung verschaffen würden.

Gehorsam und in der Hoffnung, dass es mir besser gehen würde, folgte ich den Stimmen und begann, in meinem Arm herumzustochern. „Ich falle allen nur zur Last! Wenn ich nicht mehr da bin, ist mein Mann all seine Sorgen los. Ich bin ein Versager!" Diese Sätze verinnerlichten sich immer mehr in meinem Kopf und wurden letztendlich zu meiner Wahrheit.

Als die Nagelschere nicht mehr ausreichte, nahm ich unser Küchenmesser mit ins Bad. Es war immer dasselbe Muster: Ein Streit, eine unbezahlte Rechnung oder Ärger bei der Arbeit.

Alles bestätigte meinen Glauben, dass ich es nicht anders verdient hätte.

Dann kam die Nacht, die alles veränderte. In dieser Nacht ging es mir so schlecht und die dunklen Stimmen in meinem Kopf waren so laut, dass ich fest entschlossen war, dem Ganzen und damit auch meinem Leben ein Ende zu setzen. Zitternd und weinend saß ich im Badezimmer. Alles schien so unwichtig zu sein. Ich sehnte mich nur noch nach Erlösung. Ich weiß nicht mehr, wie lange ich so verharrte, bis ich all meinen Mut zusammennahm und das Messer zum Schnitt ansetzte, aber genau in diesem Moment meldete sich eine andere Stimme in mir. Sie kam aber nicht wie gewohnt aus meinem Kopf und lang auch nicht negativ oder düster, im Gegenteil. Ich spürte, dass diese Stimme direkt aus meinem Herzen kam. Voller Liebe sprach sie: „Verena, lass es. Das Leben hat dir noch so viel zu bieten. Es liegt noch so viel Schönes vor dir und du wirst noch gebraucht."

Ich riss die Augen auf, ließ das Messer fallen, als hätte es unter Strom gestanden und schüttelte den Kopf. Ich konnte das Erlebte weder fassen noch wirklich glauben, aber ich fühlte mich, als hätte mich jemand kräftig am Kragen gepackt, geschüttelt und buchstäblich zur Vernunft gebracht. Es war ein richtiges Schamgefühl, dass mich überkam. Wie konnte es denn nur so weit kommen?

Immer noch völlig schockiert und beschämt, trocknete ich meine Tränen ab, ging zurück in mein Bett und schlief irgendwann ein. Die bösen Gedanken waren mit diesem Erlebnis zwar nicht ganz verschwunden, aber das Badezimmer hat mich von diesem Tag an nachts nie wieder gesehen. Die Selbstmordgedanken waren geheilt und ich hatte tatsächlich wieder Hoffnung auf ein besseres Leben. Darauf, dass es auch für mich ein Stück vom Kuchen gibt.

Bei solchen Gedanken bzw. immer wiederkehrenden Selbstzweifeln wundert es mich heute nicht mehr, dass ich dann ca. zwei Jahre später an Multipler Sklerose erkrankt bin. Mein Immunsystem hat übernommen, was ich ihm tagtäglich eingeredet habe. Oder besser gesagt: Der Krieg in meinem Kopf hat auf mein Immunsystem abgefärbt und sich so vom Kopf auf den gesamten Organismus ausgeweitet.

Das Ausmaß der Zusammenhänge zwischen Körper, Geist und Seele wurde mir erst später bewusst. Was ich heute auch auf einen gewissen Reifeprozess zurückführen würde. Was ich aber im gleichen Atemzug nicht vergessen möchte zu erwähnen, dass das Wissen über diese Zusammenhänge leider nicht ausreicht, man muss es auch umsetzen. Nicht nur für ein paar Wochen oder Monate, sondern ein Leben lang. Auch das musste ich schmerzhaft lernen.

Zum Erwachsenwerden gehört das Ausprobieren. Wir schlagen Wege ein, die uns sofort Erfolg bringen oder die uns eine Lehre sein sollen. Viele meiner Wege waren eher eine Lehre als ein Erfolg. Dennoch hat mich jeder einzelne Weg geformt und mir geholfen, etwas über mich und meine Bedürfnisse zu lernen. Sicherlich war die Zeit, in der mein Geld so knapp war, dass ich mir mein Toastbrot vom Flaschenpfand kaufte, eine unglaublich schwere Zeit für mich. Sie hat mich auch fast in den Wahnsinn getrieben. Aber rückblickend habe ich schon damals gelernt, wieder aufzustehen, die Hoffnung nicht aufzugeben und mit meinem Geld sorgsam umzugehen. Heute würde ich nie wieder etwas auf Kredit kaufen – abgesehen von einem Haus. Aber ansonsten, wird nur noch das Geld ausgegeben, was auch wirklich übrighabe.

Ich würde sogar sagen, dass alles Negative, was mir passiert ist, immer auch etwas Positives für mich hatte. Licht und Schatten werden immer zusammengehören und es gibt einfach keine

Nachteile ohne Vorteile – wir sehen sie nur meistens nicht gleich sofort.

Auf der positiven Seite ist es mir gelungen, mich durch die Krankheit von meiner selbständigen Tätigkeit zu lösen. Die Versicherungsbranche ist ein hartes Geschäft und ich war immer zu schwach, um mich dort als erfolgreiche Verkäuferin im Außendienst durchzusetzen. Heute weiß ich, dass es einfach nicht meine Berufung war und ist. Ich konnte diesen Beruf nicht mit ganzem Herzen ausüben, und wenn man nicht hinter dem steht, was man tut, kann man nicht erfolgreich sein. Ebenso steigt auch das Risiko, dass unser Körper irgendwann Schaden nimmt, denn wie ich ja bereits erwähnte, gehören Körper, Geist und Seele immer zusammen. Bewusst wird es uns dann, wenn unser Körper uns in die Knie zwingt. Bei mir ist es die Multiple Sklerose. Bei anderen Burn-Out, Depressionen, Angst- und Erschöpfungszustände, usw.

Mein Fazit: Das Leben muss einem wohl erst die rote Karte zeigen, bevor man anfängt, sich selbst zu hinterfragen und zu verstehen. Jetzt habe ich es verstanden und bin bereit, für ein neues, glückliches Leben zu kämpfen. Ideen für die Zukunft habe ich genug. Vor allem natürlich gesund zu werden und es auch zu bleiben!

Kommen wir aber erstmal zu dem Tag X, an dem mein Körper mir Stück für Stück zeigte, dass etwas nicht in Ordnung ist.

Es kommt mir vor, als wäre es gerade gestern gewesen, obwohl der Februar 2010 doch schon lange zurückliegt. Es war an einem Freitagmorgen. Ich begann meinen Tag wie immer: Aufstehen, ins Bad, Waschen, Zähne putzen. Danach gab es einen Happen zum Frühstück und dann ging es ab ins Büro.

Aber mein heiß geliebter Nutella-Toast schmeckte an diesem Morgen gar nicht so lecker als sonst. Ich hatte einen unangenehm bitteren Geschmack im Mund, den ich mir aber damit erklärte, dass ich mir gerade erst die Zähne geputzt hatte. Ich ließ den Rest des Toasts liegen, stieg ins Auto und fuhr ins Büro.

Nach dem Bürodienst fuhr ich wieder wie gewohnt nach Hause. Dort angekommen trank ich einen Schluck aus der Cola-Flasche meines Mannes und musste auch hier feststellen, dass diese ziemlich bitter schmeckte. „Hmmm, schlecht wird sie wohl nicht sein, wenn Sascha sie schon bis zur Hälfte ausgetrunken hatte", dachte ich bei mir. Ich realisierte immer noch nicht, was mit mir passierte.

Doch ich bemerkte langsam, dass der widerliche Geschmack in meinem Mund nicht weichen wollte. Im Gegenteil, jetzt schmeckte alles so, als hätte ich gerade Galle gespuckt. Zusätzlich bekam ich noch ein merkwürdiges taubes Gefühl in meiner linken Wange. Es fühlte sich an, als hätte ich gerade eine Betäubungsspritze beim Zahnarzt bekommen. Aber das konnte ich ja nun definitiv ausschließen.

Ich versuchte, mich nicht verrückt zu machen und überlegte, was ich wohl Falsches gegessen haben könnte. Aber mir fiel nichts ein. Am Nachmittag erzählte ich Sascha von meinem Problem und hoffte, dass mein Mund bis zum nächsten Tag wieder in Ordnung sein würde. Als ich am Samstagmorgen aufwachte, überprüfte ich gleich meinen Mund: Schlechter Geschmack – noch da! Taube Wange – auch noch da! Das Ergebnis meiner Überlegungen – nicht gut!

Der Samstag und der Sonntag verliefen ohne jegliche Verbesserung. Ich mochte kaum noch etwas essen, da alles nach Erbrochenem schmeckte.

Am Montagmorgen hatte ich einen Kundentermin bei einem Ehepaar in der Nähe von Neustadt in Holstein. Die Ehefrau des

Kunden arbeitete im Krankenhaus in Neustadt, und ich fragte sie, ob sie mit meinen Beschwerden etwas anfangen könnte.

Einen richtigen Reim konnte sie sich auch nicht daraus machen, sie empfahl mir aber, schleunigst bei einem Arzt vorstellig zu werden.

Meine Suche nach einem geeigneten Arzt begann ich bei einem Hals-Nasen-Ohren-Arzt, doch die freundliche Arzthelferin erklärte mir am Telefon, dass sie mir bei meinen Symptomen nicht weiterhelfen könne. Stattdessen empfahl sie mir, bei einem Endokrinologen anzurufen, der mir sicher weiterhelfen könnte.

Gesagt, getan. Doch auch hier konnte niemand meine Beschwerden zuordnen. Zu meinem Glück arbeitete die Arzthelferin, mit der ich jetzt am Telefon sprach, vorher in einer neurologischen Praxis.

Sie war der festen Überzeugung, dass man mir dort weiterhelfen könnte. Schon etwas genervt probierte ich also nun hier mein Glück. Man soll es kaum für möglich halten, aber die nette Frau am Telefon fühlte sich tatsächlich für mein Problem verantwortlich. Zu meinem Glück war ich zu dieser Zeit Privatpatientin und bekam somit gleich am nächsten Tag einen Termin.

Dieser Arzt war sowohl Neurologe als auch Psychiater. Er klopfte mit seinem Gummihammer bei der Untersuchung meine Knöchel und Knie ab. Kontrollierte, ob ich Gefühls- oder Gleichgewichtsstörungen hatte und steckte mir bei der Untersuchung meines Mundes einen Holzspatel in den Rachen. Normalerweise setzt dann sofort der Würgereflex ein. Bei mir blieb er leider aus. Diese Tatsache beunruhigte ihn offensichtlich und mich damit auch. Im Gesicht fühlte sich meine linke Wange nicht nur von innen taub an, sondern auch von außen. Zusätzlich fiel mir bei der Untersuchung noch ein, dass ich seit mehreren Monaten immer wieder ein Aufblitzen im linken Auge hatte. Für einen Bruchteil einer Sekunde war ich dann auf diesem Auge blind, da alles völlig erleuchtet schien. Mein persönliches, kleines Feuerwerk, wie ich es auch heute noch so nenne.

Ich hatte dieses Phänomen bereits von einem Augenarzt abklären lassen. Da dieser aber nichts feststellen konnte, wurde mir suggeriert, dass ich einfach psychisch überlastet sein. Im Klartext: Ich bildete mir das nur ein.

Ich bekam einen neuen Termin für eine Blutentnahme, um durch ein Blutbild Infektionen auszuschließen, und einen weiteren für eine Lumbalpunktion. Bei einer Lumbalpunktion wird Nervenwasser (Liquor) aus dem Wirbelkanal im Bereich des

Lendenwirbels entnommen. Daraus können Entzündungswerte des Gehirns oder der Hirnhäute bestimmt werden.

„Jackpot! Spritze im Rücken - ich freue mich!" Da der Arzt ja, wie bereits erwähnt, auch Psychiater ist, fragte er mich natürlich auch über mein Privat- und Berufsleben aus. Ich weiß nicht genau, was diese Ärzte eigentlich genau an sich haben, aber sie schaffen es ja allem Anschein nach immer genau ins Schwarze zu treffen. Ich begann ihm von meinen Existenzängsten zu erzählen, und dabei liefen dann auch die ersten Tränen.

Kurz vor meinem Termin zur Nervenwasserentnahme bemerkte ich, dass sich mein Mund langsam zu beruhigen schien. Als ich dies dem Arzt freudig mitteilte, beschloss er, mir die Lumbalpunktion zu ersparen. Mir fiel ein Stein vom Herzen. Doch am darauffolgenden Wochenende teilte mir mein Körper mit, dass er noch lange nicht fertig mit dem Verrücktspielen war, im Gegenteil, jetzt ging es erst richtig los!

Als ich am Samstagmorgen mit noch halb geschlossenen Augen vom Schlafzimmer ins Badezimmer taumelte, traute ich vor dem Spiegel im wahrsten Sinne des Wortes meinen Augen nicht. Ich sah mich doppelt. „Was ist das denn jetzt bitte?", schimpfte ich. „Das kann doch nicht wahr sein!" Auch Reiben der Augen und das Abspülen mit kaltem Wasser halfen nicht.

Ich stolperte zurück ins Schlafzimmer, wo mein Mann schon ungläubig auf mich wartete. Ich legte mich wieder ins Bett und starrte an die Decke, auch unsere Deckenlampen sah ich doppelt. Abwechselnd kniff ich die Augen zu, um zu testen, ob sich etwas ändern würde. Leider nein, es blieb dabei. Gott sei Dank war nach ungefähr dreißig Minuten der Spuk wieder vorbei, und ich konnte wieder ganz normal sehen. Bis zum nächsten Morgen. Jetzt blieben die Doppelbilder allerdings etwa eine Stunde.

Ich vereinbarte wieder einen Termin bei meinem Neurologen und schilderte ihm mein Problem. Er vermutete meinen niedrigen Blutdruck als Ursache und schickte mich wieder nach Hause.

Nach einigen Tagen verschlechterte sich mein Zustand massiv. Die Doppelbilder verschwanden überhaupt nicht mehr, und ich bekam zusätzlich Gleichgewichtsstörungen, von denen ich vorher nicht einmal zu träumen gewagt hatte. Das konnte auf keinen Fall mit meinem niedrigen Blutdruck zusammenhängen.

Ich stolperte zu Hause gegen unsere Schränke, lief gegen Türen und auch aus der Badewanne kam ich ohne Hilfe nicht mehr heraus. „Hilfe! Ich bin doch kein Pflegefall – oder doch?" An Autofahren allein war nicht mehr zu denken, da ich die Situationen im Straßenverkehr überhaupt nicht mehr richtig einschätzen konnte. Selbst an einem stehenden Fahrzeug konnte ich nicht mehr vorbeifahren, ohne in Panik zu geraten. Sogar von meinem Pferd fiel ich beim Aufsteigen auf der anderen Seite sofort wieder herunter, weil ich mich nicht mehr halten konnte. Trotzdem habe ich versucht, nach außen stark zu wirken. Meine Hilflosigkeit zu verbergen. Aber es machte mir auch schwer zu schaffen, dass niemand in meinem Umfeld wirklich glaubte, dass mit mir etwas nicht in Ordnung war. Wie immer habe ich alles dramatisiert. Das war sehr verletzend.

Ein paar Tage später hatte ich dann in der Praxis, in der meine Schwester arbeitete, einen MRT-Termin. Ich kann kaum noch in Worte fassen, welche Ängste da in mir hochkamen. Was würde man wohl finden? Hatte ich vielleicht einen Tumor im Kopf oder ein Blutgerinnsel? Würde dieser Zustand jetzt für immer bleiben? Wie viel Zeit würde ich noch haben? Mir liefen vor Angst die Tränen und ich zitterte. Die Kollegen meiner Schwester versuchten mir aufmunternde Blicke zu schenken, aber ich glaube, sie merkten auch, dass ich vor lauter Überforderung gar nicht in der Lage war, sie anzunehmen. Während ich etwa eine Dreiviertelstunde in der Röhre lag, zog mein Leben wie ein Film an mir vorbei. Immer wieder musste ich mich zusammenreißen, um nicht in Tränen auszubrechen. So viele schöne Erinnerungen und so viel, was ich doch eigentlich noch erleben wollte. Sollte das wirklich von heute auf morgen vorbei sein? Die Minuten fühlten sich an wie eine Ewigkeit. An meinem Kopfteil war ein kleiner Spiegel angebracht, mit diesem Spiegel hatte ich die Möglichkeit, meine Schwester und ihre Kollegen bei den Aufnahmen zu beobachten. Ich versuchte, ihre Blicke zu deuten. Vor allem meine Schwester versuchte ich zu lesen. Wenn da wirklich ein Tumor im Kopf sitzen würde, hätte ich es ihr sofort angesehen. Aber irgendwie tat sich nichts.

Dann endlich ging die Tür auf und die Untersuchung war beendet. Aber es blieb ohne Ergebnis. Es war unheimlich schön zu wissen, dass da kein Tumor, Blutgerinnsel oder ähnliches gefunden wurde, aber woran war ich denn dann erkrankt? Borreliose war es auch nicht, das wurde durch den Bluttest auch schon ausgeschlossen. Tja, was passiert, wenn Ärzte nichts Offensichtliches finden? Richtig, dann werden die Symptome der Psyche zugeschrieben.

Kaum jemand glaubte mir, dass ich wirklich krank war. Meine Mitmenschen gingen ihrem Alltag weiter nach und ich hangelte mich in meiner Wohnung weiter von Schrank zu

Schrank. Mal stehend, mal auf den Knien. Meine Hilflosigkeit schlug stellenweise in Wut um. „Psyche? Ernsthaft? Ihr könnt mich alle mal!": so meine Worte. Glücklicherweise nahm mein Neurologe meine Beschwerden etwas ernster und überwies mich in die Uniklinik.

Auch hier kann ich nur sagen, dass ich zum Glück Privatpatientin war und so die Möglichkeit hatte, mich vom Chefarzt, in diesem Fall dem Leiter der Neurologie, untersuchen zu lassen. Er sah sich meine MRT-Bilder an und erkannte sofort eine Entzündung des Sehnervs. Noch am selben Abend wurde ich mit Kortison-Infusionen behandelt. Halleluja, ich bin nicht verrückt! Endlich hatte jemand eine Erklärung für all meine Beschwerden. Was diese Diagnose allerdings noch genau bedeuten sollte, wusste ich bis dahin noch nicht.

Drei Tage vergingen im Krankenhaus. Drei Tage voller Untersuchungen, Bluttests, Angst, Einsamkeit und Leere. Zu den Untersuchungen gehörte leider auch die Lumbalpunktion. Diesmal blieb mir leider nichts anderes übrig, als diese Prozedur über mich ergehen zu lassen. Es war grauenhaft. Ich möchte niemandem Angst einjagen, aber für mich war es die schlimmste Untersuchung, die ich je ertragen musste. Schon der Abend vor der Untersuchung und die Stunden davor war ich so nervös, ängstlich und allein. So sehr hätte ich mir eine Hand gewünscht. Zuspruch. Aber außer der Krankenschwester war da niemand.

Für die Liquorentnahme musste ich mich auf die Bettkante setzen und über ein Kissen beugen, damit man meine Wirbelsäule besser sehen konnte. Man gab mir eine Art Ledergürtel zum Festbeißen und ein Pfleger fixierte mich, indem er mich fest umarmte. So sollte sichergestellt werden, dass ich mich nicht bewegen würde. Die Einstichstelle wurde dann von der Ärztin desinfiziert und betäubt, da die zu benutzende Nadel einen größeren Durchmesser hatte als bei einer normalen Blutentnahme. Den Einstich in den Rücken selbst spürte ich kaum, aber als die Nadel dann vorbei an den Nerven geschoben wurde, um an den Liquor zu kommen, liefen mir nur so die Tränen. Meine Beine zuckten unkontrolliert in alle Richtungen. Wie bei einer Marionette. Nur mein Oberkörper blieb weiterhin fest im Griff des Pflegers. Nach etwa zehn Minuten war alles vorbei und ich musste den Rest des Tages ruhig im Bett liegen, um Nebenwirkungen zu vermeiden. Zu meinem Glück blieben Kopfschmerzen und Schwindelgefühle aber aus.

Obwohl mein Mann und meine Schwester mich jeden Tag kurz besuchten, fühlte ich mich trotzdem allein gelassen. Ich war zwar erleichtert, dass die Ärzte endlich etwas auf den MRT-Bildern gefunden hatten und weitere Tests ergaben, dass ich mir meine Symptome nicht einbildete, aber wie sollte es nun weitergehen? Auch die Ärzte hielten sich mit ihren Prognosen noch zurück. Abwarten. Das war ihr Rat und zu mehr war ich auch nicht in der Lage. Ich war zu erschöpft, um mir noch mehr Gedanken über die Zukunft zu machen, denn die meiste Zeit verbrachte ich mit Schlafen. Mein Körper war wie ausgeschaltet. Denken, Sehen, Laufen, alles hatte ich bisher für selbstverständlich gehalten. Jetzt war nichts davon mehr selbstverständlich.

Als ich aus dem Krankenhaus entlassen wurde, sagte man mir, dass solche Beschwerden, wie ich sie habe, häufig bei Frauen zwischen zwanzig und vierzig Jahren auftreten. Die Zeit würde zeigen, ob meine Entzündungen vollständig abklingen würden. Ich hatte schwere Entzündungen des zentralen Nervensystems, das wusste ich. Was ich noch nicht wusste und was mir bis dahin kein Arzt gesagt hatte, war die eigentliche Diagnose dieser Krankheit!

MULTIPLE SKLEROSE!

Zu Hause wieder angekommen, nahm ich noch weitere zehn Tage Kortisontabletten. Doch nichts wurde besser. Ich rannte immer noch gegen unsere Schränke, kam alleine nicht aus unserer Badewanne und wenn ich nicht gerade schlief, kroch ich auf allen vieren durch die Wohnung, um sauber zu machen. Irgendwie will man sich ja auch ablenken und nicht völlig nutzlos fühlen. Ach ja: Lesen, Schreiben sowie logisches Denken oder räumliche Orientierung waren nach wie vor fast unmöglich. Ich konnte keine Sätze mehr richtig formulieren, also auch nicht mehr flüssig sprechen, und ich vergaß auch die Wörter, die ich eigentlich in meinem Satz verwenden wollte. Es war, als wäre ich körperlich und geistig behindert.

Aber leider blieb mir nichts anderes übrig, als abzuwarten und auf die Genesung zu hoffen. Und die kam, langsam aber sicher. Meine Augen wurden besser, ich konnte wieder lesen, denken, schreiben und Auto fahren. So begann ich im Mai wieder zu arbeiten.

Eigentlich sollte es ein ganz gewöhnlicher Kontrolltermin werden. Das dachte ich zumindest. Ich hatte den Termin auf Freitagmorgen gelegt, damit ich von dort aus direkt ins Büro fahren konnte. Gut gelaunt und in der Annahme, dass wir nur kurz über meinen aktuellen Gesundheitszustand sprechen würden, stieg ich die Treppe zur Praxis hinauf. Natürlich wusste ich, dass ich noch nicht wieder wie ein blühendes Leben aussah. Aber meine schlimmsten Symptome hatten sich weitestgehend zurückgebildet. Meine Augen waren fast wieder normal. Auch die Gleichgewichtsstörungen waren fast verschwunden. Das Autofahren funktionierte auch wieder. Für mich alles Zeichen, dass ich auf dem Weg der Besserung war. Freundlich empfing mich mein Neurologe und machte wie immer seine Tests mit mir. Reaktionstests mit dem Gummihammer, auf einem Bein hüpfen und mit den Augen seinen Fingern folgen und das komplette Abtasten meines Körpers, um Gefühlsstörungen ausfindig zu machen. Danach setzten wir uns an seinen Schreibtisch und er ließ im Gespräch buchstäblich die Bombe für mich platzen. „Es geht Ihnen zwar jetzt besser, aber Sie sollten sich mit dem Gedanken anfreunden, so bald wie möglich mit einer medikamentösen Behandlung zu beginnen, denn Ihre Multiple Sklerose kann jederzeit wieder ausbrechen." Als er mir diese Worte sagte, verzog er keine Miene. Natürlich hatte er eine solche Diagnose wahrscheinlich schon Hunderten von Patienten gegeben, aber ich war völlig perplex. „Ich habe was?", fragte ich. „Na, das wissen Sie doch", entgegnete er mir. Ich hatte natürlich keine Ahnung, weil es mir noch niemand zuvor gesagt hatte. Ehe ich mich versah, saß ich wieder im Wartezimmer, und wartete auf eine Tüte mit Informationsmaterial über die Erkrankung und die Behandlungsmöglichkeiten. Das Wartezimmer meines Neurologen war voll mit anderen Patienten, aber ich fühlte mich trotzdem völlig alleingelassen.

Dieser Satz: „Sie haben Multiple Sklerose, und sollten so schnell wie möglich mit der Einnahme von Medikamenten beginnen!" hämmerte in meinem Kopf. Das musste ein Scherz gewesen sein, ein Irrtum! Der Boden unter mir schien sich aufzulösen und ein tiefes, schwarzes Loch wartete nur darauf, mich aufzunehmen. Die Tränen stiegen mir in die Augen, Wut und Angst überwältigten mich und ich versuchte, nicht völlig die Fassung zu verlieren. So etwas passierte doch nur anderen, aber doch nicht mir!!! Dabei lief sowieso schon alles bescheiden genug. Meine berufliche/finanzielle Situation ließ mich nicht gerade strahlen und jetzt noch eine unheilbare Krankheit obendrauf serviert zu bekommen, empfand ich als alles andere als fair. Auch psychisch war ich immer noch sehr angeschlagen. Ich kam mir vor wie in einem schlechten Film. Paralysiert und dennoch pflichtbewusst, wie ich immer war, ging ich trotz der Diagnose arbeiten. Schließlich musste ich weiter Geld verdienen und funktionieren. (*das muss und sollte niemand in so einer Situation!!!*) Aber das war damals und noch viele weitere Jahre meine Einstellung. Ein gefährlicher Glaubenssatz! Aber er hatte auch eine Lehre für mich im Gepäck. Auch wenn ich die gefährliche Macht dieses Glaubenssatzes erst 10 Jahre später verstanden habe. Naja, gut Ding will Weile haben.

Mein damaliger Chef merkte natürlich sofort, dass ich völlig neben mir stand, und nachdem ich selbst im Büro mit der Diagnose buchstäblich die Bombe platzen ließ, schickte er mich sofort nach Hause.

Zu Hause angekommen, lief ich direkt zu meinen Eltern. Da wir zusammen in einem Mehrfamilienhaus wohnten, war der Weg zum Glück nicht weit. Die Nachricht platzte direkt aus mir heraus und im selben Atemzug begann ich zu weinen. Meine Familie war schockiert und erkannte gleichzeitig, dass auch sie mir Unrecht getan hatten, indem sie mich und meine Beschwerden nicht ernst genommen hatten.

Mein Kopf war so voll und doch so leer, als ich allein in meiner Wohnung anfing, die Broschüren über MS zu lesen. Immer wieder schüttelte ich ungläubig den Kopf. Die Ärzte müssen sich irren. Ich bin doch wieder gesund. Ich hatte Sascha bereits am Telefon vorgewarnt, aber als er dann endlich nach Hause kam, brach es wieder aus mir heraus. Es tat mir so unendlich leid, dass ich ihm immer wieder Kummer bereitete. Es war, als wäre ich ein Magnet für jegliches Unglück.

Die Nachricht von der neuen Diagnose verbreitete sich wie ein Lauffeuer. Wie würden die Menschen nun mit mir umgehen, wie würden sie reagieren? Zum Glück bin ich nicht ansteckend, dachte ich. Der Gedanke, ausgegrenzt zu werden, machte mir Angst. Deshalb beschloss ich, meiner Familie und meinen Freunden einen Maulkorb zu verpassen. Nichts sollte mehr über meine Krankheit nach außen dringen. Ich war immer noch die alte Verena und schließlich kein Monster. Gemeinsam mit Sascha beschloss ich außerdem, vor der Einnahme von Medikamenten eine zweite Meinung einzuholen. Zwei Monate später, im Oktober, war es dann so weit und ich konnte meinem Professor, der mich schon im Krankenhaus behandelt hatte, um Rat fragen. Er ist einer der wenigen Ärzte, denen ich vertraue und den ich sehr sympathisch empfinde. Wie ein Vater hat er mich aufgefangen und mir Mut für die Zukunft gemacht. Er sagte mir, die Wahrscheinlichkeit, dass ich Multiple Sklerose hätte, sei zwar recht hoch. Da ich aber seit sechs Monaten keinen Schub mehr hatte und ich mich gut fühlte, würde er mir nicht zu einer medikamentösen Therapie raten. Er war überzeugt davon, dass ich mich durch die Medikamente erst recht krank fühlen würde. Ich war dankbar für diese Worte, denn er versicherte mir, dass er mir dasselbe sagen würde, wenn ich seine Tochter wäre. Mein Mann und ich waren beruhigt und ich war mir sicher, wenn ich nicht mehr so viel Stress hätte, dann würde die Krankheit auch nicht wiederkommen.

Aber genau da liegt der Hund begraben, denn in unserer heutigen Welt ist es fast unmöglich, keinen Stress zu haben. Man könnte sagen, dass ich im Prinzip ein leichtes Leben habe, mich beruflich nicht überanstrenge, aber in meinem Inneren sieht es ganz anders aus. In meinem Beruf ist man jemand, wenn man viel Umsatz macht. Wie, ist völlig egal. Wobei ich sagen muss, dass mein Chef wirklich großartig war, und wenig bis gar keinen Druck gemacht hat. Er mochte das System genauso wenig wie ich. Aber er brauchte auch nicht viel Druck auszuüben, denn der kam immer von ganz allein: Wer keinen Umsatz macht, verdient kein Geld, und wer kein Geld verdient, kann auch nicht gut leben. Ich hatte also weiterhin ständig den Druck im Nacken und wusste nie, was ich am Monatsende verdienen würde. Und wenn ich mal Glück hatte, kam gleich ein Storno um die Ecke.

Ich fühlte mich immer mehr wie Versager, ein Nichtsnutz. Die negativen Stimmen waren wieder präsent und sie fühlten sich so unglaublich wahr an. Ich wollte auch etwas erreichen, wie mein Mann. Er weiß im Voraus genau, was am Ende des Monats für ihn übrigbleibt. Bei mir war das leider anders. Manchmal hatte ich das Gefühl, stark genug zu sein. Lange genug war ich schon dabei, um mich an diese Umstände gewöhnt zu haben. Aber wenn man ehrlich zu sich selbst ist, merkt man, dass man sich an gar nichts gewöhnt. Es frisst einen auf.... langsam und schleichend. Immer wieder nimmt man sich vor, es nächstes Mal, nächste Woche oder nächsten Monat besser zu machen und die Ratschläge der Verkaufstrainer besser umzusetzen. Aber immer wieder musste ich feststellen: Es funktioniert einfach nicht. Verkaufsaktionen waren trotz großer Motivation nicht von Erfolg gekrönt, und auch beim Kunden vor Ort konnte ich es einfach nicht umsetzen.

Heute weiß ich, dass es daran lag, dass mir „diese Schuhe" einfach nicht passten. Aber will man sich das wirklich eingestehen? Ist es nicht einfacher, Monat für Monat zu jammern und sich von anderen bestätigen zu lassen, dass alles schlecht ist?

Oder ist es einfacher, zu sagen, ich ziehe einen Schlussstrich und fange etwas Neues an? Für mich war es einfacher zu jammern, auch wenn ich die Situation gehasst habe. Aber etwas Neues anzufangen, dazu fehlte mir der Mut.

Zwischen meinem Mann und mir gab es immer wieder Streit, weil er sich nur schwer in meine Gedanken- und Gefühlswelt hineinversetzen konnte. Mein Mann ist ein absoluter Schwarz-Weiß-Denker. Entweder, oder. Eine Grauzone gibt es für ihn nicht. Aber mein Leben spielte sich leider nur in einer Grauzone ab. Er ermahnte mich immer wieder, mir einen neuen Job zu suchen, aber genau davor hatte ich Angst, was er nicht verstehen wollte oder konnte. Mein Selbstvertrauen war so gut wie ausgelöscht. Zu jedem Vorschlag, den er machte, fielen mir mindestens fünf Gründe ein, warum ich diesen Job nicht machen konnte oder warum ich mich gar nicht erst darum zu bewerben brauchte.

Ich bin ein Niemand, und niemand möchte einem Niemand einen Job geben. Das war meine feste Überzeugung. Für jemanden, der noch nie in dieser Situation war, mag das vielleicht komisch klingen, aber glaube mir, es war alles andere als komisch.

2011 war dann ein seltsames Jahr. Auf der einen Seite hatte ich das Gefühl, wieder gesund zu sein, auf der anderen Seite fühlte ich mich nicht wie das pure Leben. Ganz im Gegenteil. Ich war immer noch stark übergewichtig, schlapp und antriebslos. Alles dümpelte vor sich hin. Meine Arbeit, meine Gesundheit und der allgemeine, nicht besonders nette Umgang mit mir selbst.

„Du bist ein Niemand! Du kannst nichts, und aus wirst nie etwas werden!" Immer wieder begann ich, innerlich zu schreien: „Ich kann nicht mehr, ich will nicht mehr!"

Die Stimme aus meinem Herzen, die mich damals so gerettet hatte, verstummte. Dabei hätte ich ein paar aufmunternde Worte gut gebrauchen können. Einen Funken Hoffnung. Aber da war nichts, nur dunkle Wolken in meinem Kopf.

Schon passierte, was im Nachhinein betrachtet, nur so passieren konnte: Mein Unterbewusstsein folgte meinen Befehlen, und ich bekam meinen nächsten Schub.

Es begann wieder einmal mit meinen Augen. Als ich abends vor meinem Laptop saß, bemerkte ich, dass ich Farben mit dem linken Auge anders wahrnahm als mit dem rechten. Sie erschienen unterschiedlich hell. Fast so, als würde ich vor dem linken Auge eine Sonnenbrille tragen und vor dem rechten nicht.

Ich ahnte Böses und besorgte mir zeitnah einen Termin bei meinem Professor.

Leider hatte auch mein Arzt keine guten Nachrichten für mich. Am Auge selbst konnte er keine Veränderungen feststellen, daher kam er zu dem Ergebnis, dass es nur wieder der Sehnerv sein konnte. Behutsam versuchte er mich darauf vorzubereiten, dass damit die Diagnose Multiple Sklerose definitiv bestätigt sei und ich jetzt mit der Einnahme von Medikamenten beginnen müsse Was bedeutete, dass ich mich für den Rest meines Lebens selbst spritzen müsste.

Ich bekam wieder eine Überweisung für die Klinik, und bis zu meiner Einlieferung ins Krankenhaus vermehrten sich meine Beschwerden immer mehr. Mein Verstand schien sich wieder zu verabschieden. Ich konnte wieder schlecht schreiben, denken und sprechen. Ich beschloss auch, nicht mehr Auto zu fahren. Das Risiko, verschiedene Situationen im Straßenverkehr nicht einschätzen zu können und eventuell einen Unfall zu verursachen, schien mir zu groß. Ob man will oder nicht, plötzlich ist man wieder abhängig. Der scheinbar sichere Platz des ewigen Beifahrers.

Im Krankenhaus hatte ich diesmal leider nicht das Glück, allein zu liegen, sondern musste mir mein Zimmer mit einem jüngeren Mädchen teilen. Sie war Studentin und in einem sehr schlechten körperlichen Zustand.

Aber als wir uns etwas näher kennen lernten, erzählte sie mir, dass ihre Mutter auch MS hat. Sie berichtete mir vom Alltag ihrer Mutter und ich konnte mich sogar in einigen Beispielen wiederfinden. Das ständige Bedürfnis nach Schlaf und die schnelle Überforderung kamen mir sehr bekannt vor. Je länger ich darüber nachdachte, desto mehr Facetten konnte ich meiner Krankheit zuordnen. Es war schon erleichternd, auch wenn ich vor der Diagnose selbst am liebsten weggelaufen wäre.

Ich wurde wieder drei Tage an einen Tropf angeschlossen und bekam Kortisoninfusionen. Einige bereits bekannte Untersuchungen wurden wiederholt. z.B. MRT, Augenreaktionstest und Nervenleitfähigkeit. Hinzu kam diesmal eine Untersuchung mit einem Magnetfeld. Das war nicht besonders schmerzhaft, aber doch etwas unangenehm. Bei jedem Stromstoß verliert man wieder die Kontrolle über Arme und Beine. Ähnlich wie bei der Lumbalpunktion. Aber zu meiner Erleichterung musste ich diese kein zweites Mal über mich ergehen lassen.

Die Kernspintomographie zeigte, dass in meinem Kopf weitere Entzündungen aufgetreten waren. Damit war das Fortschreiten der Krankheit bestätigt.

Mit dem neuen Chefarzt besprach ich, dass ich nach dem Ende der Kortisontherapie auf Beta-Interferon einstellt werden sollte. Der Wirkstoff Beta-Interferon gehört zu den Basistherapeutika bei Multipler Sklerose und wird gleich zu Beginn der Erkrankung eingesetzt, um das Fortschreiten der MS einzudämmen. Leider ist diese Art der Therapie auch mit vielen Nebenwirkungen verbunden.

Nach meiner Entlassung nahm ich zu Hause wie gewohnt meine Kortison-Tabletten weiter, bis ich sie ganz absetzen konnte. Genau wie beim letzten Mal ging es mir wieder sehr schlecht. Ich bekam wieder eine Grippe, die sich über zwei Wochen hinzog. Eine Besserung meiner eigentlichen Beschwerden trat auch nicht ein. Ich fühlte mich körperlich wie ein Wrack.

Nach etwa vier Wochen hatte ich dann wieder einen Termin im Krankenhaus und besprach mit dem Arzt mein neues Medikament. Er erklärte mir, wo und wie ich mich am besten spritzen sollte und was ich gegen die Nebenwirkungen tun könnte. Er empfahl mir, zu jeder Spritze eine hochdosierte Schmerztablette zu nehmen, damit ich danach ruhig schlafen konnte.

Die erste Spritze aus meinem Starter-Set habe ich gleich im Krankenhaus bekommen. Allerdings musste der Arzt die Injektion übernehmen, weil ich mich selbst nicht dazu überwinden konnte. Die Hemmschwelle war zu groß. Ich weiß noch, wie happy ich anfangs war, dass ich keine Nebenwirkungen des Medikaments spürte und hoffte, auch weiterhin keine zu bemerken. Doch nach etwa zwei Stunden wurde ich eines Besseren belehrt. Mir wurde schlecht, ich bekam eine Art Schüttelfrost, Kopf- und Gliederschmerzen. Ich legte mich ins Bett, in der Hoffnung, die Schmerzen verschlafen zu können. Aber auch das funktionierte nicht. Ich bekam kein Auge zu. Notgedrungen griff ich zu meiner ersten Ibuprofen-Tablette.

Dreimal in der Woche spritzt man sich das Beta-Interferon. Meine Einteilung fiel auf Montag, Mittwoch und Freitag, damit ich am Wochenende meine Ruhe hatte und mich von den Nebenwirkungen erholen konnte.

Bei der nächsten Injektion stand ich leider ohne Arzt alleine mit meinem Spritzenproblem da. Mein Verstand wusste zwar, dass die Nadel kaum zu spüren war, aber ich konnte mich trotzdem einfach nicht überwinden. In der einen Hand die Spritze und in der anderen Hand eine Bauchfalte konnte ich es einfach nicht. Kurzerhand bat ich meine Mutter um Hilfe. Ich wusste, dass sie weniger Skrupel haben würde als ich. Mir standen die Tränen in den Augen vor lauter Angst und Verzweiflung.

Meine Mutter redete mir immer wieder gut zu und feuerte mich an, und dann nach einer gefühlten Ewigkeit stach die Spritze endlich in meinen Bauch. Geschafft! Der Pieks war kaum zu spüren, aber innerlich wehrte ich mich mit Händen und Füßen gegen diese Prozedur.

Ich versuchte erneut zu testen, ob ich ohne Schmerzmittel auskommen würde. Immerhin hätte es ja sein können, dass mein Körper das Beta-Interferon diesmal besser verträgt, aber ich wurde wieder eines Besseren belehrt. Ich lag im Bett und wälzte mich vor lauter Unwohlsein hin und her. Die nächste Schmerz-tablette war fällig.

Ich wollte das alles nicht, keine Spritzen, keine Schmerzmittel und vor allem nicht krank sein! Am liebsten hätte ich mir die Bettdecke über den Kopf gezogen und wäre erst wieder darunter herausgekommen, wenn dieser Alptraum endlich vorbei sein würde.

Aber es war noch lange nicht vorbei für mich. Im Gegenteil, nach ein paar Tagen wurden die Einstichstellen in meiner Haut immer sichtbarer. Mit jeder Spritze wurden die daraus resultie-renden blauen Flecken immer sichtbarer, bis mein ganzer Kör-per damit übersät war. Kein schöner Anblick! Ich bin ja von Haus aus nicht mit einem Traumkörper gesegnet, aber die blauen Flecken setzten dem Unwohlsein noch eine Art Krone auf.

In dieser Zeit fühlte sich alles in meinem Leben falsch an– bis auf die bevorstehende Hochzeit. Ich war erst 31 Jahre alt und hatte das Gefühl, mein Leben komplett an die Wand gefah-ren zu haben. Es schien, als wäre ich irgendwann falsch abge-bogen und nun am Ende der Sackgasse angekommen, in der ich mich befand. Ich war gefangen in mir selbst. Gefangen in meinen negativen Gedanken und gefangen in einem Körper, der Stück für Stück auseinderzufallen schien.

Konnte das wirklich schon alles sein, was das Leben für mich zu bieten hatte?

Wieder schlugen zwei Stimmen in meinem Körper Alarm: Die eine, die davon überzeugt war, dass ich mich einfach mit meinem Schicksal abfinden sollte, und die andere, in dieser Zeit leider noch die leisere Stimme, die davon überzeugt war, dass es doch noch mehr für mich geben müsse.

Unser Hochzeitstag (20.07.2012) rückte immer näher, aber das Schicksal wollte es wohl noch einmal genau von mir wissen. Anfang Juli bemerkte ich, dass sich meine Hände trotz Medikamenteneinnahme plötzlich anders anfühlten als sonst. Die Fingerspitzen kribbelten und Taubheitsgefühle in den Händen traten vermehrt auf.

Ich geriet in Panik, denn es waren nur noch 20 Tage bis zur Hochzeit. Sofort vereinbarte ich wieder einen Termin bei meinem Neurologen.

Der Arzt untersuchte mich wie immer: Er tastete meinen Körper ab, testete wie üblich mit seinem Gummihammer meine Reflexe und kam dann zu dem ernüchternden Ergebnis, dass ich wohl in beiden Händen ein Karpaltunnelsyndrom hätte. Nichts gegen seine Person, aber innerlich hatte ich dem guten Mann einen Vogel gezeigt. Woher sollte ich denn jetzt plötzlich das Karpaltunnelsyndrom haben? Ich habe doch gar nicht gearbeitet, geschweige denn meine Hände in letzter Zeit in irgendeiner Weise belastet. Er meinte, ich solle mich melden, wenn noch weitere Beschwerden auftreten. Dann müssten wir wieder eine Kortisontherapie anfangen.

Unverrichteter Dinge fuhr ich verärgert nach Hause. Ich konnte nicht nachvollziehen, warum der Arzt nicht näher auf meine Beschwerden eingegangen war, schließlich kannte ich meinen Körper doch am besten. Aber gut, er trug den weißen Kittel und nicht ich.

Am nächsten Morgen bestätigte mir mein Körper prompt, was ich schon vorher wusste. Ich hatte einen neuen Schub. Jetzt waren nicht nur meine Hände betroffen, sondern auch mein ganzer Körper. Alles fühlte sich taub an. In den Händen machte sich zusätzlich ein Gefühl von verbrannten Fingern breit. Die Innenseiten meiner Oberschenkel kribbelten und fühlten sich an, als hätte ich in meine Hosen gemacht.

Super! Und das jetzt kurz vor der Hochzeit!

JACKPOT

Ich fuhr wieder zu meinem Arzt und berichtete von den neuen Symptomen.

Jetzt bestätigte er mir auch, dass ich einen neuen Schub hatte. Gleichzeitig gab er mir mit auf den Weg, dass dieser Schub ja nun schon unter der Interferon-Therapie aufgetreten sei, er dies aber damit erklären könne, dass ich das Medikament noch nicht so lange nehme.

Außerdem machte er mich darauf aufmerksam, dass er, falls die Interferon-Therapie nicht anschlagen sollte, noch auf ein anderes Medikament zurückgreifen könne, das aber sehr häufig Hirnhautentzündungen verursache. Danke, dachte ich, behalte mal dein Medikament. Schwachsinnig bin ich jetzt schon fast, das muss ich nicht auch noch mit weiteren Medikamenten unterstützen. Mit dem Interferon hatte ich schon genug Nebenwirkungen, da wollte ich nicht noch mehr.

Nun bekam ich zum ersten Mal ambulant, direkt in seiner Praxis, drei Tage lang Kortisoninfusionen.

Die Behandlung fand in einem kleinen Raum mit zwei Liegen und einem Stuhl statt. Ich war etwas erstaunt darüber, dass jedes Mal alle Plätze für die Infusionen besetzt waren. Ich versuchte, die anderen Patientinnen nicht allzu auffällig anzuschauen, aber es ganz vermeiden konnte ich es nicht. Ob sie wohl aus den gleichen Gründen Infusionen bekamen wie ich?

Eine der beiden Frauen kam in Begleitung. Sie konnte kaum allein gehen und auch das Sprechen fiel ihr sehr schwer, aber trotz allem schien sie immer noch unwahrscheinlich viel Lebensfreude zu haben. Das habe ich sehr bewundert. Ich wüsste nicht, ob ich an ihrer Stelle auch noch so fröhlich hätte sein können. Wir unterhielten uns über unsere verschiedenen Therapien und über Alternativen, die wir schon ausprobiert hatten. Auf der einen Seite war es schön zu wissen, dass man mit seinen Problemen nicht alleine ist, auf der anderen Seite bekam ich wieder vermehrt Angst vor meiner eigenen Zukunft. Nicht zu wissen, ob es mir auch einmal so ergehen würde, machte mir große Sorgen.

Sogar Zweifel an der bevorstehenden Hochzeit machten sich in mir breit. Wollte ich Sascha das wirklich antun? Sollte es mich genauso schlimm erwischen, wäre ich ein Pflegefall. Das hatte er nicht verdient. Ich fragte mich, ob er sich wirklich darüber im Klaren war, worauf er sich einließ. Keiner von uns kann den Verlauf meiner Krankheit voraussagen. Als ich mir vornahm, Sascha noch einmal zu fragen, ob er wirklich bereit sei, diesen Weg mit mir zu gehen, bekam ich einen Kloß im Hals. Insgeheim hoffte ich natürlich, dass er bei mir bleiben würde, aber ich wollte ihm auch nicht seine Zukunft verbauen. Wie gerne hätte ich mich als zukünftige Braut intensiv mit der

Tischdekoration, Blumenauswahl, Fotolocations etc. beschäftigt. Doch all das war so nebensächlich geworden. Stattdessen quälte ich mich immer wieder mit den Fragen: „Warum ich? Warum gerade jetzt? Sollen wir wirklich heiraten? Für welchen Weg wird Sascha sich entscheiden?"

Zu Hause angekommen, bat ich Sascha mit zitternder Stimme um ein Gespräch. Ich begann, von meiner Unterhaltung in der Praxis zu erzählen und dass ich große Angst hätte, dass uns dasselbe Schicksal ereilt. Wieder atmete ich tief durch und fragte ihn erneut: „Bist du dir ganz sicher, worauf du dich da einlässt? Ich kann von heute auf morgen ein Pflegefall werden. An den Rollstuhl gefesselt. Dann sind alle Träume, die wir gemeinsam träumen wollten, dahin. Das kann und will ich dir nicht zumuten. So sehr ich dich auch liebe, aber ich glaube, du bist ohne mich besser dran!" Sascha schloss kurz die Augen und schaute mich dann mit einem ganz klaren Blick an. Sogar ein leichtes Lächeln huschte über seine Lippen. „Ja!", sagte er. „Ich weiß genau, was mich zukommt und ich will und werde an deiner Seite sein. HASENPOWER!" Es gab kaum einen emotionaleren Moment in meinem Leben als diesen. HASENPOWER. Das sollte ab diesem Tage an unser Motivationsspruch sein. Gemeinsam schaffen wir alles! Mit einer festen Umarmung und

Tränen in den Augen nahm der Tag nun doch noch ein gutes Ende.

Das Kortison zehrte auch in diesen Tagen an meinem Körper und wie immer zeigte es keine Wirkung. Jedenfalls keine positive. Dafür aber wieder genügend Nebenwirkungen. Mein Körper und mein Immunsystem waren gefühlt wie gelähmt.

Die Tage vergingen und die Hochzeit rückte mit großen Schritten immer näher.

Kurzzeitig hatte ich sogar überlegt, die Hochzeit abzusagen, aber dann entschieden Sascha und ich uns doch, es darauf ankommen zu lassen in der Hoffnung, es würde doch alles gut laufen.

Ich war auf der Suche nach meiner inneren Mitte, auf der Suche nach Ruhe und Gelassenheit. Zum Teil war es vielleicht nur eine gute Miene zum bösen Spiel. Aber ich wollte auch nicht mit Außenstehenden, mit Freunden, nicht einmal mit meiner Familie darüber reden, wie es in meinem Innersten aussah.Besonders hart hat es, glaube ich, in dieser Zeit meine Schwester getroffen. Sie hat mit aller Kraft versucht, an mich heranzukommen und mir zu helfen. Aber ich konnte nicht. Ich fühlte mich fast ein bisschen bevormundet. Ich wurde ihr gegenüber ziemlich bissig und wehrte alles ab, was irgendwie nach Vorwurf oder Bevormundung klang. Es war eine harte und tränenreiche Zeit. Im Nachhinein tat es mir auch immer leid, dass ich so abwehrend auf sie reagierte, aber in dem Moment, in dem sie versuchte, auf mich einzureden, stieg eine unglaubliche Wut in mir auf. Ich benahm mich wie ein kleines Kind, das sich auf den Boden wirft und mit Händen und Füßen um sich schlägt. Eigentlich wollte ich das gar nicht, aber es überkam mich jedes Mal.

Ich fühlte mich hilflos. So viele Menschen, die es nur gut meinten, redeten auf mich ein und wollten mir Lösungen anbieten, aber ich konnte sie einfach nicht annehmen. Nicht nur, mein Körper war taub, sondern irgendwie auch mein Verstand. Ich konnte weder klar denken, sprechen oder schreiben. Ständig war ich überfordert, weil ich die harmlosesten Situationen nicht einschätzen oder bewältigen konnte. Wenn ich mir zum Beispiel fest vornahm, den Arzt etwas zu fragen, was mir vielleicht bei meiner Genesung geholfen hätte, vergaß ich die Frage während des Gesprächs. Wenn meine Schwester mir dann anschließend kopfschüttelnd vorwarf, warum ich den Arzt nicht gefragt hätte, brannten mir die Sicherungen durch. Ich war nicht nur wütend auf meine Schwester, sondern vor allem auf mich selbst.

Auf meine eigene Vergessligkeit. Nur, wer gibt schon gerne Fehler zu?

Parallel dazu geschah noch etwas anderes. Dazu muss ich aber etwas weiter ausholen: Ein sehr guter Freund meines Mannes und von mir hatte mir schon im Jahr 2011 eine Frau (eine Heilerin/Medium) empfohlen, mit der er selbst häufig Kontakt hatte, um seine Hüftschmerzen zu lindern.

Mein Mann und ich besuchten diese Frau Ende Dezember 2011. Es war ein sehr emotionales Erlebnis. Schon als wir ihr Haus betraten, hatte ich Tränen in den Augen und ich dachte, ich könnte dort all meinen Ballast abwerfen. Sie wohnte sehr abgelegen, in einem Wald direkt an der Weser. Ein absoluter Traum für Naturliebhaber. Es war ein altes Fachwerkhaus mit mehreren Wohnungen. Mein Mann stand dem ganzen Unterfangen zwar offen, aber mit einer gewissen Skepsis gegenüber. Bis zu diesem Tage hatte er an nichts geglaubt, was nur ansatzweise mit Esoterik zu tun hat. Aber als sie ihm schon in den ersten fünf Minuten einige Dinge auf den Kopf zugesagte, die auch stimmten, wurde er immer offener.

Im Laufe des Abends sprachen wir über meine berufliche Situation, meine Gefühls- und Gedanken sowie über meine Erkrankung. Sie sagte mir auf den Kopf zu, dass ich mich von der Versicherungsbranche verabschieden solle. Das sei nichts für mich.

All meine aufgestauten Gefühle bahnten sich in diesem Moment ihren Weg nach draußen, als hätten meine Seele und mein Körper nur darauf gewartet, dass es endlich ausgesprochen werden würde. Die Tränen flossen und flossen. Auch noch, als wir Stunden später nach Hause fuhren. Fest entschlossen, sämtliche Ängste und Selbstzweifel loszuwerden, redete ich mir meinen Kummer von der Seele, in der Hoffnung, ihn dort endlich hinter mir lassen zu können. Doch obwohl ich so viel Zuspruch bekam, konnte ich das Gesagte einfach nicht annehmen. Die Vorstellung, ein Mensch mit besonderen Gaben zu sein, klang zu schön, um wahr zu sein. Mein innerer Kritiker machte sich dabei lautstark über mich lustig. Ich war mir zwar sicher, dass ich gesund werden wollte, aber dass ich wirklich etwas Besonderes sein sollte, das konnte ich nicht glauben.

Kurz vor meiner Hochzeit telefonierte ich wieder mit ihr und bat sie um eine Fernbehandlung aufgrund meines erneuten Schubs. Doch während ich ihr mein Leid klagte, wies sie mich darauf hin, dass ich mich entscheiden müsse, ob ich in der

Krankheit aufgehen und mit ihr leben wolle, oder ob ich gegen sie ankämpfen wolle. Denn sie war sich sicher, dass ich diese Beschwerden nur hatte, weil ich gesehen werden wollte. Weil ich Aufmerksamkeit brauchte. BÄM ... das waren ziemlich harte und deutliche Worte.

So viel Wahrheit oder Ehrlichkeit musste ich erst einmal verdauen. Ebenso war sie sich sicher, dass ich nicht krank sein müsste, wenn ich endlich anfangen würde, mein Leben zu leben und meiner Berufung zu folgen. Nach dem Telefonat war ich leicht angefressen. Das konnte sie unmöglich ernst meinen. Warum sollte ich wohl unbedingt so eine Art von Aufmerksamkeit wollen? Ich war froh, wenn ich meine Ruhe hatte, und man mich wie einen normalen Menschen behandelte. Obwohl ich ihre Worte nicht annehmen wollte, schien ein Teil von mir damit in Resonanz zu gehen. Ich erinnerte mich, dass ich mir als Kind oder Jugendliche oft gewünscht hatte, schwer krank zu werden, damit man mich endlich ernst nimmt, wenn ich sage, dass es mir schlecht geht. Statt ausgelacht oder wieder nicht ernst genommen zu werden. Aber konnte das wirklich der Grund für meine MS sein? Ich beschloss, dieses Gedankenchaos erst einmal beiseitezuschieben und mich wieder auf die Hochzeit zu konzentrieren.

Vor jeder Hochzeit steht der Junggesellinnen-Abschied. Besonders fit war ich zwar nicht, aber nachdem meine Mädels mir versichert hatten, dass wir sofort wieder nach Hause fahren würden, falls ich keine Kraft mehr hätte, wollte ich diesen Abend unbedingt erleben. Ich durfte im Nonnenkostüm durch die Stadt laufen und Schnaps, Lollis und Kondome verkaufen. Und schon auf dem Parkplatz kurz nach dem Aussteigen ging es los. Ich war ganz in meinem Element, warf mit lustigen Sprüchen um mich und konnte endlich wieder nach Herzenslust lachen und tanzen.

Da ist mir zum ersten Mal so richtig bewusst geworden, was ich in den letzten zwei, drei Jahren so vermisst habe: Spaß haben, mit Freunden ausgehen und die Sau rauslassen. Es war wirklich ein gelungener Abend, und ich danke allen Beteiligten für dieses Erlebnis.

Dann war es endlich so weit. Unser Hochzeitstag war endlich gekommen. Im kleinen Kreis unserer Familie heirateten wir am Vormittag standesamtlich. Meine Mutter hatte für alle einen kleinen Imbiss vorbereitet und wir stießen mit allen Gästen an, die uns zum Standesamt begleitet hatten. Bis dahin verlief alles sehr entspannt und ich war erstaunlicherweise die Ruhe selbst bis zu dem Zeitpunkt, an dem es nachmittags zur kirchlichen Trauung ging. Ich trug ein cremefarbenes Kleid mit roten Blumenstickereien, das erste und einzige Kleid, das ich anprobiert hatte und genau die Art von Kleid, die ich mir gewünscht hatte.

Zur kirchlichen Trauung chauffierte mich mein Vater in unserem geschmückten Passat. Wie besprochen, wartete Sascha bereits vor der Kirche auf mich. Ich war immer noch recht gelassen und entspannt, bis zu dem Moment, an dem wir auf den Kirchenparkplatz einbogen und ich Sascha vor der Kirche stehen sah. Ab jetzt schlug mein Herz Purzelbäume. Einen Augenblick blieb mein Vater noch etwas entfernt stehen, ein Augenblick, der mir wie eine Ewigkeit vorkam. Dann endlich gab er wieder Gas und wir fuhren bis nach ganz vorne zum Eingang vor. Als ich aus dem Auto stieg und auf Sascha zuging, konnte ich auch ihm die Aufregung ansehen, aber er strahlte auch sofort, als er mich in meinem Kleid sah. Er schloss mich in die Arme und sagte mir, wie hübsch ich aussehe. Jetzt musste ich zum ersten Mal mit den Tränen kämpfen, und war erleichtert, dass auch er mein etwas außergewöhnliches Kleid schön fand. Gemeinsam schritten wir Hand in Hand vor den Altar. Es war so ein unglaublich schönes Gefühl, an seiner Seite zu stehen und in die gespannten Gesichter unserer Familien und Freunde zu blicken.

Die Trauung dauerte etwa eine halbe Stunde, danach ging es noch zum Fotoshooting ins Grüne. Unsere Feier fand in einer schlichten Gaststätte in einem großen Saal statt. Alles war in weiß und rot gehalten, so wie wir es uns gewünscht hatten. Vor dem Essen wollten Sascha und ich uns noch unser Zimmer für die Nacht im ersten Stock ansehen. Als ich alleine wieder die Treppe hinunterging, um zu unseren Gästen zurückzukehren, begannen plötzlich meine Beine zu krampfen und ich konnte mich nicht mehr bewegen. Worst case, der absolute Super-GAU. Über so viele Dinge hatte ich mir im Vorfeld Gedanken gemacht, aber dass ich plötzlich bewegungsunfähig in meinem Brautkleid auf einer Treppe festsitzen würde, wäre mir nie in den Sinn gekommen. Panik machte sich in mir breit. Nicht mal groß um Hilfe konnte ich rufen, da ich so abseits saß, dass ich überhaupt nicht gehört worden wäre. Zum Glück suchte Sascha schon nach mir und fand mich panisch auf der Treppe. Ich be-mühte mich, nicht die Fassung zu verlieren, während Sascha versuchte, mich zu beruhigen und mir Mut zusprach. Normaler-weise werden Bräute zu Hause über die Schwelle getragen, ich musste stattdessen von meinem Mann aus dem Treppenhaus in unseren Festsaal getragen werden. Keine Frage, dass man sich als Braut die volle Aufmerksamkeit seiner Gäste wünscht, aber auf die Art von Aufmerksamkeit hätte ich gut verzichten können.

Wochenlang hatten wir zu Hause den Eröffnungstanz geübt: den Tanz aus „Dirty Dancing", allerdings in einer etwas abgespeckten Version. An sämtliche Katastrophen hatte ich dabei gedacht: vom Hinfallen bis zum Vergessen der Tanzschritte, aber nicht daran, dass ich diesen Tanz überhaupt nicht würde tanzen können Ich unterdrückte meine Tränen, biss die Zähne zusammen und versuchte, ruhig zu bleiben. Meine Freundin, die nur fünf Minuten von unserem Festsaal entfernt wohnte, bot mir an, von ihrem Mann Magnesium holen zu lassen, damit sich meine Muskulatur etwas entspannen konnte. Mir war alles recht, solange ich nicht den ganzen Abend an den Stuhl gefesselt war. Zum Glück hatte ich mir für den Abend auch weiße Turnschuhe gekauft, die ich gleich gegen meine Pumps eintauschte. Während des Essens beruhigten sich meine Beine tatsächlich wieder und ich konnte sogar unseren Eröffnungstanz wieder auf den richtigen Pumps tanzen. Es war ein Wechselbad der Gefühle, aber das empfundene Glück und die Freude, ließen die Angst und Unglück schnell vergessen.

Der innere Kampf

„Du musst nur positiv denken, dann wird alles gut!" Mal ehrlich, wie oft hast du in diesen Satz in deinem Leben schon gehört? Und hat es funktioniert? So quasi auf Knopfdruck positiv zu denken? Um ehrlich zu sein, ich denke gerne positiv und merke auch, wie gut es meinem Körper und meiner Seele tut, ABER wenn da nicht immer diese Selbstzweifel wären. Sobald sie sich melden, geht der innere Kampf los. Ich versuche mich immer wieder an mein angelesenes Wissen zu erinnern und es auch anzuwenden, aber es fällt mir verdammt schwer. Manchmal fühlt es sich so an, als würden dunkle Wolken immer wieder versuchen, sich vor die Sonne zu schieben, und man kann nichts dagegen tun.

Ich liebe es, mit meinem Hund spazieren zu gehen, das Sonnenlicht einzuatmen, den Vögeln zuzuhören und mir den Wind um die Ohren wehen zu lassen. Das gibt mir immer das Gefühl, meine Batterien mit positiver Energie aufladen zu können. Die Farbenpracht der Natur auf mich wirken zu lassen, ist Balsam für meine Seele. Die Musik im Auto oder zu Hause laut aufzudrehen und lauthals mitzusingen und zu tanzen: Das macht Spaß und ich fühle mich frei. Mit unseren Katzen zu spielen und ihnen beim Raufen im Garten zuzusehen, zaubert mir ein Lächeln auf die Lippen.

Malen, Angeln und Gartenarbeit beruhigen, und man vergisst alles um sich herum. Und natürlich, last but not least, die Pferde ... Ihre großen, braunen Augen, die dir in die Seele schauen. Auf ihrem Rücken die Natur oder gleich die ganze Welt zu erobern, das ist das Schönste. Das sind alles Dinge, die mir Spaß machen und mein Herz mit Freude erfüllen.

Doch was sagen sie über mich aus? Wer bin ich? Worin liegen meine Talente, meine Stärken? Wie sehen andere mich? Wie nimmt man mich wahr?

Fast täglich erinnerte mich meine innere Stimme daran, dass alle anderen um mich herum viel besser sind als ich. Sie lernen schneller, sehen besser aus, haben ein schöneres Haus, ein besseres Auto, verdienen mehr Geld, tragen bessere Kleidung, können sich besser schminken, haben immer die richtige Antwort parat, sind schlagfertiger und durchsetzungsfähiger. Eine Liste, die ich wahrscheinlich endlos fortsetzen könnte, aber ich denke, du hast auch so schon verstanden, was ich meine.

Warum fiel es mir so schwer, mich auf mich selbst zu konzentrieren und nicht ständig meinen Blick auf andere zu richten?

Ich war mir sicher, wenn ich all diese Fragen für mich geklärt hätte, würde es immer weniger Wolken geben, die mir meine innere Sonne verdunkeln könnten. Aber wie sollte ich das schaffen? Warum fällt es uns leichter, alles Negative in uns aufzunehmen, als uns über das Positiven zu erfreuen? Wenn wir mit einer geleisteten Arbeit oder Dienstleistung nicht zufrieden sind, beschweren wir uns sofort und machen unserem Unmut Luft, aber wann haben wir das letzte Mal eine Firma angerufen und uns für die gute Arbeit bedankt? Meistens haben wir im Kopf, was am Tag alles schiefgelaufen ist, aber die schönen Dinge nehmen wir kaum noch wahr. Warum ist das so? Liegt es an unserer heutigen Gesellschaft und dem immer größer werdenden Leistungsdruck, dem wir ausgesetzt sind? Eine genaue Antwort hatte ich damals noch nicht, aber ich wollte mich auf meine persönliche Reise begeben, die passenden Antworten für mich und mein Leben zu finden. Denn ich bin mir sicher, dass jeder die Möglichkeit hat, seinen persönlichen Schlüssel zum Glück zu finden und nicht auf ewig dazu verdammt ist, abends mit Selbstzweifeln einzuschlafen und morgens mit ihnen aufzuwachen.

Da Rom auch nicht an einem Tag erbaut wurde, sage ich: Stück für Stück. Treppenstufe für Treppenstufe in ein neues Leben. Ich glaube, das Wichtigste ist, ein Ziel zu haben, auf das man hinarbeiten kann.

Beinahe täglich stand ich zu Hause vorm Spiegel und betrachtete meinen kranken und kraftlosen Körper. Er war übersät mit blauen Flecken von den Einstichen der Spritzen. Am Bauch, an den Oberschenkeln und nun auch an den Armen, weil ich langsam nicht mehr wusste, wohin ich noch ausweichen sollte, damit die anderen Einstichstellen abheilen konnten. Immer wieder fragte ich mich, ob mein Leben so weitergehen sollte.

Ich fühlte mich so furchtbar krank und kraftlos durch das Beta-Interferon. Mein Spiegelbild sah aus wie ein Zombie und genauso fühlte ich mich auch, was die Zweifel an der Richtigkeit dieses Medikaments, in mir immer lauter werden ließ. Seit fünf Monaten nahm ich dieses Medikament, immer in Kombination mit Ibuprofen. Konnte das wirklich auf Dauer gesund sein? Diese Frage und die Abneigung gegen die Spritzen wurden von Tag zu Tag größer. Ebenfalls kam in mir die Frage auf, warum man aus schulmedizinischer Sicht ein Immunsystem, das ohnehin krank ist und sich selbst angreift, noch weiter beeinträchtigt. Wäre es nicht sinnvoller, einen Weg zu finden, es wieder gesund zu machen? Schließlich ist unser Körper darauf ausgerichtet, sich selbst zu heilen. Ärzte können auch nur operieren oder Wunden versorgen, für die eigentliche Heilung ist unser Körper selbst zuständig. Diese Überlegung lässt mich nicht mehr los. Von da an wurde das Internet mein neuer Verbündeter in Sachen Gesundheitsrecherche. Manches löste bei mir massives Kopfschütteln aus, aber es gab auch Erfahrungsberichte, die mich aufhorchen ließen. Als erstes fielen mir die sogenannten Superfoods ins Auge. Dabei konzentrierte ich mich natürlich auf die Früchte, Pflanzen und Vitalpilze, die mein Immunsystem bei der Heilung und Regeneration unterstützen sollten. Was ich da las, machte Mut und erschien mir einfach viel stimmiger, als den Rest meines Lebens unter Medikamenten leiden zu müssen. Probieren geht ja bekanntlich über studieren. Aber was wäre, wenn ich diesen Versuch bereuen würde? Was, wenn die MS durch das Absetzen der Medikamente noch schlimmer werden würde? Diese Frage konnte mir niemand beantworten. Meine Ärzte brauchte ich nicht zu fragen, die würden mich wahrscheinlich sofort einweisen. Aber meine innere Stimme ließ sich auch diesmal nicht zum Schweigen bringen. Es ging einfach nicht anders. Hop oder Top.

Mein Wille, meine Verantwortung, meine Konsequenzen.

Im November 2012 habe ich zum letzten Mal Beta-Interferon genommen. Natürlich hatte ich am Anfang ein mulmiges

Gefühl, aber die Sehnsucht nach einem normalen Leben war einfach größer. Die Tage vergingen und ich merkte, wie das Leben in meinen Körper zurückkehrte. Ich wurde kräftiger, sah besser aus und steckte wieder voller Lebensmut. Ich begann sogar wieder, Pläne für die Zukunft zu schmieden und mir gesundheitliche Ziele zu setzen. Zweidrittel des Jahres 2012 war ich arbeitsunfähig, aber auch hier wurde meine Sehnsucht nach einem Neuanfang immer größer. Die damaligen Worte der Heilerin hatte ich natürlich nicht vergessen. Aber erst jetzt, Ende 2012, konnte ich sie auch im Herzen annehmen und war fest entschlossen, ihren Rat endlich umzusetzen und mir ein Leben nach meinen Bedürfnissen aufzubauen.

Alle Zeichen standen nun auf Neuanfang.

Ich war mir sicher, dass ich, wenn ich weiterhin auf meine innere Stimme hören würde, keine Zweifel an meinen Entscheidungen haben müsste. Es fiel mir zwar nicht leicht, als ich im Dezember mein Gewerbe abmeldete, aber ich wusste, dass es keinen anderen Ausweg gab. Ich konnte zwar weiterhin auf 450-Euro-Basis im Innendienst meiner Agentur weiterarbeiten. Aber von nun an ging ich mit einem ganz anderen Gefühl zur Arbeit. Ich fühlte mich von allen Ängsten und Geldsorgen befreit, obwohl ich im Prinzip weniger verdiente als vorher.

Im Januar und Februar beobachtete ich meinen Körper sehr genau. Hat sich etwas an meinen Symptomen verändert? Wurde etwas besser oder schlechter? Wie war es um meine allgemeine Leistungsfähigkeit bestellt? Da es aber keinen Grund zur Sorge gab, entschied ich mich mein Gehalt mit einem weiteren Minijob aufzustocken. Ich saß als morgens vier Stunden im Büro und arbeitete mittags ein paar Stunden im Einzelhandel.

Nach jedem Tal kommt auch wieder ein
Berg

Oder ist es vielleicht genau umgekehrt? Kommt nach jedem Berg nicht unweigerlich ein Tal? Physisch und psychisch ist es mir so ergangen

Im Sommer 2013 schienen meine neu gewonnenen Kräfte wieder zu schwinden. Meine beiden Jobs forderten mich doch mehr, als ich anfangs gedacht hatte. Vor allem die Arbeit im Einzelhandel verlangte mir viel ab. Zu meinen Aufgaben gehörten die Kassentätigkeit, das Einräumen der Ware und die Kundenbetreuung. Körperlich war das für mich sehr anstrengend, was ich nie für möglich gehalten hätte.

Wenn ich nach meiner Schicht nach Hause kam, durfte mich niemand mehr ansprechen. Ich fiel halbtot aufs Bett und ärgerte mich über das Piepen in den Ohren, das Flimmern in den Augen, das Schwindelgefühl und das Kribbeln in meinen Oberschenkeln. Bewegte ich mich nicht, war alles in Ordnung. Alles fühlte sich normal an. Sobald ich mich aber bewegte, fühlte es sich an, als hätte ich nasse Hosen an. Mir wurde immer bewusster, dass ich an meine Grenzen stieß und noch nicht so gesund war, wie ich es mir wünschte. Einen Ausgleich fand ich dafür wieder im Reiten. Auch wenn ich nach dem Tode meiner Stute Gipsy kein eigenes Pferd mehr hatte, taten mir die Ausritte auf dem Pferd meiner Freundin und der Stute meiner Schwester umso besser. Hier konnte ich wenigstens stundenweise vergessen, was mich sonst den ganzen Tag bedrückte. Genauso wie das Radfahren zur Arbeit und zurück. Es gab mir die Möglichkeit, meine Umgebung, die Sonne, die Natur, die Menschen, einfach alles bewusster wahrzunehmen. Anders als es im Auto möglich wäre.

Vor ein paar Wochen war das noch anders. Wir waren im Urlaub in Bayern. Genauer gesagt in Immenstadt am Alpsee und ich hatte mir fest vorgenommen, in den vier Tagen, die wir dort verbringen wollten, mindestens einen Berg zu besteigen. Da die Wetteraussichten für die ganze Woche nicht die besten waren, setzen mein Mann und ich mein Ziel gleich am ersten Tag in die Tat um. Das Wetter hätte zum Wandern nicht besser sein können. Die Sonne schien, es war warm und wir waren fast ungestört auf unserer Strecke.

Motiviert bis in die Zehenspitzen ging es los. Da die Auswahl nicht sehr groß war, entschieden wir uns für die Alpsee-Bergwelt. Entlang der Rodelbahn wanderten wir bis zur Hütte

Oberer Kalle. Obwohl wir nicht gerade den Gipfel der Zugspitze erklommen, war es für mich sehr anstrengend, aber es machte mir trotzdem sehr viel Spaß. Jeden Schritt konnte ich kraftvoll setzen, um meinem Ziel näherzukommen und meine persönliche Challenge erfolgreich zu meistern. Wir lachten viel und pushten uns gegenseitig auf unserem Marsch. Dazu ein paar kleine Pausen, aber insgesamt waren wir schneller, als die für diese Strecke veranschlagte Zeit war.

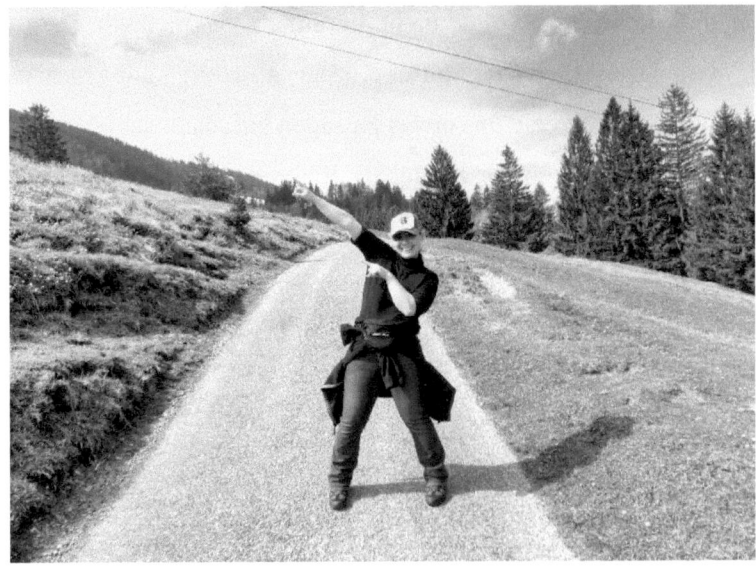

Oben angekommen war ich überglücklich und mächtig stolz auf meine Leistung. Ich hatte es geschafft. Ganz alleine und aus eigener Kraft. So wie ich diesen Berg erklommen hatte, wollte ich nun auch meine Zukunft meistern und meine Ziele weiterhin so zielstrebig verfolgen. Auch die nächsten Tage waren wir sehr sportlich mit dem Fahrrad oder zu Fuß unterwegs – auch hier keine Spur von Müdigkeit oder Kraftlosigkeit.

Aber sechs Wochen später war alles anders. Ich fühlte mich wieder schwach. Ich war kraftlos und erschöpft. Meine Hände kribbelten, in meinen Augen leuchtete es ständig auf und auch in meinen Beinen nahmen die Taubheitsgefühle zu. Ich wollte das nicht. Ich wollte nicht herunter von meinem Berg der Glücksgefühle. Wenn unser Körper tatsächlich nur krank wird, weil unsere Seele uns etwas zu sagen hat, dann schien ich diesmal auf der Leitung zu stehen. Ich verstand wieder nicht, was er mir sagen wollte.

Vielleicht habe ich es in letzter Zeit etwas übertrieben, denn wir waren viel unterwegs. Bei Freunden eingeladen, Kanu fahren, Rad fahren. Da blieb nicht viel Zeit zum Ausruhen. Aber ich wollte den Mut nicht verlieren und weiterkämpfen. Vielleicht dienten uns gerade diese Täler zwischen den Bergen auch zur Regeneration und zur Besinnung auf das, was uns guttut und wichtig für uns ist. Ich versuchte, mich wieder zu erden und tief durchzuatmen. Ich glaubte weiterhin fest daran, dass nichts ohne Grund geschieht. Auch dieser vermeintliche Rückschritt würde zu etwas gut sein.

Jetzt war es so weit. Für den 30.07.2013 stand mein MRT-Kontrolltermin fest. Es blieben noch sechs Tage der Ungewissheit und ich muss zugeben, dass ich „die Hosen voll hatte". Natürlich war es meine freie Entscheidung, die Medikamente abzusetzen, ohne mit einem Arzt darüber zu sprechen. Trotzdem hatte ich ein mulmiges Gefühl. Ich hätte mich auch falsch entscheiden und alles noch schlimmer machen können. **STOP!** Schluss mit diesen Gedanken. Mein Bauchgefühl sagte mir, dass ich es auch ohne Medikamente schaffe und dazu stehe ich jetzt auch! Egal, mit welchen Konsequenzen ich rechnen musste. Eine Garantie konnte mir schließlich niemand geben, selbst wenn ich mich weiterhin mit dem Beta-Interferon spritzen würde.

Wer braucht schon ein Netz und doppelten Boden?

Nun gut, ich wäre wahrscheinlich viel gelassener gewesen, wenn ich nicht zwei neue Symptome mit mir herumgeschleppt hätte. Wobei das eine Symptom, das Flackern auf beiden Augen, morgens immer weniger wurde, seitdem ich Chia-Samen,

Goji-Saft und Propolis-Pulver regelmäßig zu mir nahm. Nur das Kribbeln in den Beinen war geblieben.

Da es fast unmöglich ist, nicht zu laufen oder zu gehen, wurde ich jeden Tag von meinem Körper darauf hingewiesen, dass etwas nicht in Ordnung war. Nachdem das Kind in den Brunnen gefallen zu sein schien, begann ich erneut, im Internet zu recherchieren. Irgendwo musste es doch eine Erfolgsgeschichte geben, die erzählt, wie jemand durch Selbstheilung gesund geworden war. Oder zumindest Hinweise, wie ich es schaffen könnte, mich selbst zu heilen. Ich saß im Büro vor meinem PC und hatte einen Kloß im Hals. „Reiß dich zusammen!", ermahnte ich mich. Schließlich soll man seine Aufmerksamkeit auf das Positive konzentrieren und sich nicht der Angst hingeben, denn das macht alles nur noch schlimmer.

Kürzlich hat mir eine Freundin ein Buch geliehen. Interessanterweise wurde in diesem Buch beschrieben, wie Wissenschaftler bewiesen haben, dass wir mit unseren Gedanken unsere DNA beeinflussen können. Diese Forschungen haben gezeigt, dass unser Herz ein Energiefeld erzeugt, das bis weit außerhalb unseres Körpers reicht. Dieses Energiefeld soll sich über mehrere Kilometer erstrecken. Das bedeutet im Klartext, dass unsere Gedanken und unsere Wünsche eine viel größere

Wirkung entfalten können, wenn wir fest an sie glauben und auch von Herzen überzeugt davon sind. Wenn wir mit dem Herzen fühlen, werden diese Gefühle in elektrische und magnetische Energie umgewandelt. Diese Energie interagiert mit unserer Seele und den Atomen, aus denen die Welt besteht. Der russische Physiker Vladimir Poponin hat dazu Anfang der 1990er Jahre eine Reihe berühmt gewordener Experimente durchgeführt. Er brachte menschliche DNA in einer Vakuumröhre mit Photonen zusammen – kleine Teilchen, die Bestandteile von Atomen sind. Das Ergebnis: Die Photonen verändern ihre Anordnung in Gegenwart menschlicher DNA.

Die Struktur unserer DNA kann also durch Emotionen, Gefühle und Überzeugungen beeinflusst werden. Wenn das wirklich so ist, und das ist ja wissenschaftlich bewiesen, dann müssten sich doch meine Symptome in sechs Tagen „wegwünschen" lassen. An dieser Stelle möchte ich Goethe zitieren:

„Die Botschaft hör ich wohl, allein mir fehlt der Glaube."

Und da hatten wir es wieder: der Glaube an mich selbst, mein größter Stolperstein. Aber ich hatte ja jetzt noch sechs Tage Zeit, dies zu ändern.

Ich möchte hier auch noch erwähnen, und dass nicht nur nebenbei, wie wichtig in dieser Zeit die richtigen Freunde sind.

Nach meiner Erfahrung gibt es die „Freunde", die sich dein Leid anhören und dir das Händchen halten. Vielleicht auch ehrliches Mitgefühl verspüren, aber wenn man mal ehrlich ist, hilft das nicht wirklich. Außer, dass man sich wieder seinen Unmut von der Seele geredet hat. Aber es hat keine Veränderung herbeigebracht. Im Gegenteil, die Gedanken treten auf der Stelle.

Die „richtigen Freunde" sind die, die sich dein Leid in Ruhe anhören und dich auch in den Arm nehmen, aber im gleichen Atemzug auch zum Nachdenken anregen und die Dinge aus einer ganz anderen Perspektive darstellen. Eine, die nicht so negativ oder ausweglos erscheint. Ich habe das Glück, zwei solche Menschen zu kennen.

Ich kann dir nur gratulieren, wenn du auch so jemanden an deiner Seite hast. Denn er oder sie sieht nicht zu, wie man den Kopf in den Sand steckt und sich bemitleidet. Im Gegenteil! Wie ich jetzt darauf komme? Kurz bevor ich anfing, diese Zeilen zu schreiben, hatte ich wieder so ein Erlebnis. Ich hatte mit meiner Freundin telefoniert und ihr von meinen Befürchtungen wegen des MRT-Ergebnisses erzählt. Ihre Antwort war: „Es ist völlig in Ordnung, dass du Angst hast. Aber denk doch mal darüber nach, was du vom letzten Jahr bis heute alles geschafft hast. Und an wie vielen Tagen es dir gut ging und du ein gesundes Leben geführt hast. Es ging dir doch schon viel schlechter als jetzt, oder?". Das war wohl eine der Kernaussagen, die mich wieder zum Lächeln brachte. Denn ich wusste, dass sie wie immer Recht hatte.

Noch fünf Tage

Die Meditation wurde zu meinem neuen Abendritual. Dabei suggerierte ich meinem Körper, wie glücklich ich mit ihm war. Wie gesund er sich anfühlte und wie die Heilungsprozesse in Gang kamen. Tatsächlich begann mein Körper darauf zu reagieren, ich fühlte mich wieder vitaler und lebendiger. Es war ein unglaublich schönes Gefühl und trug auch viel zu meiner eigenen Beruhigung bei. Mein Geist oder besser gesagt mein Herz schien tatsächlich die Kontrolle über meinen Körper zu haben.

So nutzte ich die verbleibenden Tage, um dieses gute Gefühl zu festigen und ohne Angst zum Arzt gehen zu können. Ich stellte mir vor, wie mein Arzt zu mir sagt: „Frau Dombert, es ist alles in Ordnung! Wir können keine neuen Entzündungen feststellen!" Das wäre der absolute Hammer!

Noch vier Tage

Die Meditation vor dem Schlafengehen beruhigte mich immer mehr. Ich wurde immer ruhiger und sah dem kommenden Dienstag immer gelassener entgegen. Meine Augen wurden besser, kaum noch ein Aufblitzen wahrzunehmen. Ob es nun an der Meditation oder an den Superfoods lag, sei dahingestellt. Mir war es erst einmal egal, Hauptsache es ging mir besser!

Noch drei Tage

Wir waren zum Grillen eingeladen. Ich hatte also nicht viel Zeit, über mich und meinen Körper nachzudenken. Hoffnungsvoll wünschte ich mir, dass die Selbstheilungsprogramme meines Körpers ohne meine direkte Aufmerksamkeit im Hintergrund weiterlaufen würden.

Endlich war der Tag gekommen. Ich würde der Wahrheit ins Gesicht sehen können. Ich muss sagen, ich war erstaunlich ruhig. Weil ich meinen Wecker falsch gestellt hatte, hatte ich sogar etwas verschlafen. Aber auch das konnte mich an diesem Tag nicht aus der Ruhe bringen. Gut gelaunt fuhr ich erst einmal ins Büro und arbeitete meinen Stapel Angebote ab. Mittags ging es dann wieder nach Hause. Fernsehen und ausgiebig mit Kalle (unserem Kater) kuscheln. So langsam begann ich wieder, mir meine positiven Gedanken ins Gedächtnis zu bringen und sie ständig zu wiederholen: „Ich bin glücklich und gesund!" Ich stellte mir vor, wie ich aus der Praxis kam und freudestrahlend die Straße entlanglief, meinen Mann umarme und alles einfach nur schön war. Ein wunderbar warmes Gefühl.

Um 14:45 Uhr hatte ich meinen Termin. Leider musste ich über eine halbe Stunde warten. Um 15:20 Uhr wurde ich dann endlich aufgerufen. Jetzt wurde es ernst. Der erste Teil ohne Kontrastmittel verging recht schnell. In Gedanken war ich bei unserem Bayern-Urlaub und kletterte lachend die Berge hinauf. Als der sogenannte Tisch, auf dem ich lag, aus der Röhre gefahren wurde, wurde ich aus meinen Gedanken gerissen. Jetzt bekam ich das Kontrastmittel für den zweiten Teil der

Untersuchung gespritzt. Wie immer fingen meine Hand und mein Arm an zu kribbeln. „Alles in Ordnung bei Ihnen?" „Alles bestens", antwortete ich. Der Tisch fuhr wieder zurück in die Röhre, und ich versank wieder in meinen Gedanken.

Nach einer Weile öffnete ich meine Augen und beobachtete durch den Spiegel über mir, was im Überwachungsraum vor sich ging. Ich bemerkte, dass sie mittlerweile zu dritt vor dem Monitor saßen und über meine Bilder sprachen. Sogar der Arzt war persönlich mit im Raum. Das war der Moment, in dem mein Verstand sich wieder mit erhobenem Zeigefinger meldete: „Siehst du, es ist doch nicht alles so toll, wie du dir das einredest! Hab ich doch gleich gewusst!" Innerlich schüttelte ich den Kopf: „Nein, nein, nein, du hältst den Mund, noch ist gar nichts entschieden!" Mein innerer Dialog ging hin und her. Warum dauerte das bloß so lange? Dann die erlösende Stimme: „Frau Dombert, bitte versuchen Sie nicht so viel zu schlucken, die Bilder verwackeln alle. Bitte halten Sie noch fünf Minuten durch."

Nicht zu schlucken ist leichter gesagt als getan, wenn ständig Schleim aus den Nasennebenhöhlen in den Rachen läuft. Das sind Reflexe, die man nicht abstellen kann. Aber dann die Erlösung, die Tür ging auf, und ich wurde aus der Röhre gefahren. Eine ganze Stunde lang musste ich dort still liegen. Zum Glück musste ich das nicht so häufig aushalten. Nun hieß es ein letztes Mal Geduld haben und auf die Auswertung des Arztes warten. Nach fünf Minuten wurde ich zu ihm gebeten. Er erkundigte sich kurz nach meinem Befinden und teilte mir dann lächelnd mit, dass keine neuen Läsionen (Entzündungsherde) hinzugekommen seien. Es gebe keine Anreicherungen des Kontrastmittels, und auch die Läsion im Halswirbelbereich habe sich komplett zurückgebildet. Ich hätte den Arzt vor Freude umarmen können. Ich war so happy, dass ich mich sogar über den Regen draußen auf der Straße freute und die kühlen Tropfen in meinem Gesicht genoss: „Ich lebe!!! Es geht mir gut!!! Juhuuu!!!"

Was mir besonders am Herzen liegt, ist die zwischenmenschliche Beziehung zu meinem Mann. Offen gesagt hält sich seine Begeisterung für meinen Wunsch, darüber zu sprechen, in Grenzen, aber weil es mir so wichtig ist, hat er mir dann doch seinen Segen gegeben. Das Thema Sex wird in Beziehungen und Ehen oft totgeschwiegen. Dazu muss man nicht einmal krank sein. Wir sind eine glückliche Familie oder ein glückliches Paar, alles läuft perfekt. Tolles Haus/tolle Wohnung, tolle Jobs, tolles Auto, usw. Aber wie es wirklich in uns aussieht, was unsere Bedürfnisse und Wünsche sind, das behalten wir meistens für uns. Auch wenn ich früher viel mit mir selbst zu kämpfen hatte: Schweigen in einer Beziehung fand ich schon immer doof. Außerdem schläft man so schlecht, wenn noch unausgesprochene Dinge im Raum stehen. Trotzdem war es für mich ein langer Lernprozess, über meine Wünsche und Gefühle zu sprechen. Vor allem, wenn ich keine Ahnung hatte, wie mein Mann reagieren würde. Immer wieder bin ich die Diskussion im Kopf durchgegangen, habe mir genau überlegt, wie ich etwas sage und es so anspreche, dass mein Gegenüber es nicht missverstehen kann oder sich gar angegriffen fühlt. Worauf ich hinaus will, sage ich dir jetzt:

Als mein dritter Schub kurz vor unserer Hochzeit begann, waren meine Nerven in den Händen, im Oberkörper und in den Beinen betroffen. Meine Hände kribbelten oder fühlten sich taub bis brennend an, der Oberkörper war taub und die Beine begannen bei stärkerer Belastung zu krampfen. Mein Herz suchte in dieser Zeit immer die Nähe meines Mannes. Nach einer Hochzeit schwebt sowieso auf Wolke 7 und will den anderen nicht mehr loslassen, aber in dieser Zeit hat sich durch die Taubheitsgefühle etwas verändert. Ich wollte von ihm nicht mehr berührt werden. In den Arm nehmen war okay, aber bei allem anderen bekam ich Panik. Das war eine völlig neue Situation für mich. Eigentlich war ich immer diejenige gewesen, die seine Nähe gesucht hatte. Aber jetzt wollte ich das nicht mehr.

Sex ist für mich immer ein sehr wichtiges Thema in einer Beziehung. Bevor ich meinen Mann kennengelernt habe, war ich immer auf der Suche nach dem Mann, mit dem Sex wirklich Spaß macht. Leider wurden meine Erwartungen nie erfüllt. Meistens war der Liebesakt für mich nur mit Schmerzen verbunden und dem Wunsch, dass es doch bitte ganz schnell vorbei sein möge. Ein ewiger Zwiespalt zwischen wollen und nicht loslassen können.

Bis mein Mann in mein Leben trat. Bei ihm fühle ich mich angekommen, geliebt und geborgen. Überspitzt gesagt ist er meine Erlösung. Alles passt so gut zusammen, keine Schmerzen mehr, der Kopf schaltet ab, und ich kann meinen Körper einfach fallen lassen. Keine Sorge, ich werde jetzt keine FSK 18 Version aus diesem Kapitel machen. Ich möchte nur, dass sich vielleicht der eine oder andere in meiner Geschichte wiederfindet und sich mit seinen Problemen nicht allein auf dieser Welt fühlt. Durch meinen Schub, der die Taubheitsgefühle auslöste, fühlte ich mich allein. Meine Seele und mein Körper passten nicht mehr zusammen. Als wäre man von sich selbst isoliert. Obwohl ich sonst immer den Mund aufgemachte, wenn mich etwas störte, schwieg ich nun. Ich wollte nicht wieder das Problemkind sein. Ich wollte Normalität, alles sollte wieder so sein wie vorher.

Eine Stimme in meinem Kopf sagte mir, dass das alles wieder gut werden würde, dass ich nur genug wollen müsse, um wieder etwas zu fühlen. Frei nach dem Motto: üben, üben, üben. Aber es funktionierte nicht. Nach diesem Schub spürte ich nichts mehr. Keine Erregung, und an einen Orgasmus war nicht mehr zu denken. Ich weiß nicht, wie man sich in so einer Situation am besten verhält, aber ich kann dir sagen, wie ich mich zuerst verhalten habe: Ich tat so, als wäre alles in Ordnung und belog damit meinen Mann und mich selbst. Nichts war in Ordnung, ich war ein nervliches Wrack. Ich konnte mir nicht eingestehen, dass mein Körper nicht mehr so funktionierte, wie ich es von ihm erwartete, und verkrampfte immer mehr.

Die zweite Stimme in meinem Kopf fragte sich, wie mein Mann wohl damit umgehen würde. Aber ich hatte Angst! Angst vor dem Eingeständnis, nicht „normal" zu sein, Angst davor, wie er reagieren würde. Er ist so ein toller Mann, hat er mich so verdient? Nein, hat er nicht! Ich war verzweifelt. Er konnte ja nichts dafür, aber er musste die Suppe gezwungenermaßen für mich mit auslöffeln.

Eines Abends kam er mir zu mir, als er merkte, wie unglücklich ich war. Er fragte mich, was mit mir los sei, denn ich verhielt mich anders als sonst. Meine Dämme brachen und die Tränen kullerten über mein Gesicht: „Ich fühle nichts mehr, alles ist taub! Was bin ich denn noch für eine Frau, wenn ich dich nicht mehr fühlen kann?" Er nahm mich in den Arm und drückte mich ganz fest: „Du bist meine Frau und ich liebe dich! Hör auf, dir so viel Stress zu machen. Wir lassen es langsam angehen und machen nur so viel, wie du kannst, wenn du bereit bist."

Um ehrlich zu sein, war es für mich nie eine Option, es langsam angehen zu lassen. Im Gegenteil, ich wollte erzwingen, dass alles wieder so ist wie vorher. Aber in diesem Moment sah ich ein, dass ich mit selbst auferlegten Zwängen nicht weiterkomme. Die Worte meines Mannes und diese selbstverständliche Ruhe, die er dabei ausstrahlte, gaben mir wieder Sicherheit. In dieser Nacht hielt er mich noch lange in seinen Armen und wir waren uns so nahe, wie schon lange nicht mehr. Er ging so selbstverständlich mit meinem Problem um, dass es mir fast ein bisschen peinlich war, so lange geschwiegen zu haben.

Ich weiß nicht mehr, wie viel Zeit verging, bis wir das nächste Mal miteinander schliefen, aber ich weiß, dass es langsam besser wurde. Der Druck war weg und ich konnte wieder loslassen und mich fallen lassen. Ich glaube, als ich aufhörte, eine andere Person für ihn zu spielen, fing ich an, wieder ich selbst zu sein. Ein sehr schönes Gefühl übrigens! Gott sei Dank gehört dieses Problem heute der Vergangenheit an.

Ich bin der festen Überzeugung, dass wir, wenn wir schlechte Gedanken oder Gefühle in uns loswerden wollen, um wieder frei und glücklich leben zu können, müssen genau diese Gedanken oder Gefühle offen ausgesprochen werden. Es macht uns viel stärker, wenn wir offen darüber sprechen, was uns beschäftigt, als wenn wir die kleinen, bösen Gedanken in unserem Kopf zu großen Dämonen werden lassen. Ich kann leider keine Gedanken lesen, also kann ich auch nicht erwarten, dass mein Partner das kann. Die Chance, dass er allein herausfindet, was mit mir nicht stimmt, ist ziemlich gering, und deshalb schulden wir ihm oder ihr einfach ein offenes Wort.

Meinen Körper hatte ich jetzt wieder einigermaßen im Griff, jetzt fehlte nur noch mein berufliches Leben. Mit der Abmeldung meines Gewerbes entfielen auch meine private Krankenversicherung und die finanzielle Absicherung meines Krankengeldes. Auf der einen Seite war das sicherlich eine leichtsinnige Entscheidung, wenn man bedenkt, dass ich mit meinem Krankheitsbild keine erneute Chance bekommen würde auf diese Art von Absicherung. Aber ich wollte einen kompletten Neuanfang wagen. Das war ich mir und meinem Körper schuldig. Ich wusste, dass es ein großes Risiko war, und wenn mein Mann nicht hinter mir gestanden hätte, hätte ich vielleicht tausend Gründe gefunden, es nicht zu tun. Aber mein Entschluss stand fest. Ich wollte über einen 450-Euro-Job den Weg zurück in die Arbeitswelt finden. Mich langsam von ganz unten nach oben kämpfen.

Wie ich bereits erwähnt hatte, machte mein alter Chef den Anfang, indem er mir anbot, als Innendienstkraft in seiner Versicherungsagentur zu arbeiten, in der ich zuvor als Selbständige mitgearbeitet hatte. Es war ein komisches Gefühl, als ich meinen ersten Arbeitstag nach der langen Krankheitsphase antrat.

So fremd war alles geworden und doch so vertraut. In die Abläufe konnte ich mich schnell einarbeiten, doch eins war nun anders: das Gefühl dabei. Das Gefühl, loslassen zu können, war neu. Ich hatte plötzlich Feierabend, wenn ich die Tür hinter mir schloss. Keine Verantwortung mehr, keine Angst vor Stornos, keine Existenzängste. Endlich machte mir die Arbeit wieder Spaß. Und sogar die Kunden freuten sich, dass ich wieder zurück war. Ein schöneres Feedback konnte es kaum geben. Leider reichten die paar Stunden Arbeit nicht aus, um meinen Lebensunterhalt zu finanzieren. So musste noch eine weitere Einnahmequelle her.

Daher begann ich 3 Monate später ebenfalls bei einem Discounter auf geringfügiger Basis zu arbeiten. Definitiv nicht mein Traumjob, aber ein weiterer Schritt in meine erwünschte Zukunft. Es war ein schönes Gefühl, wieder etwas zu tun zu haben. Wie alle anderen auch zur Arbeit zu fahren, Geld zu verdienen und sich Schritt für Schritt ein neues Leben aufzubauen. Alles aus eigener Kraft, ohne fremde Hilfe.

Hier wusste allerdings niemand von meiner Krankheit und somit sprach ich auch mit niemandem über meine Beschwerden. Schließlich wollte ich hier nur vorübergehend arbeiten, bis ich etwas „Richtiges" gefunden hatte. Ehrlicherweise muss ich aber auch zugeben, dass–obwohl ich glücklich darüber war, einen weiteren Job zu haben–es mir trotzdem etwas unangenehm war, dort gelandet zu sein. Nicht etwa vor meiner Familie oder meinen Freunden, eher vor den Leuten, die mich nicht mehr so gut kannten. Dies wurde mir richtig bewusst, als eine alte Schulkameradin bei uns im Laden einkaufte und ich das „große Glück" hatte, sie an der Kasse bedienen zu dürfen. Es war mir so peinlich, dass ich so tat, als würde ich sie nicht erkennen. Gut möglich, dass sie mich ohnehin nicht erkannt hatte, aber an meinem Gefühl in dieser Situation hätte es nichts geändert. Immer wieder sagte ich mir: „Halte durch, es ist nur für kurze Zeit! Deine Zeit wird kommen!"

Ich habe zwei abgeschlossene Berufsausbildungen und man sieht mich in einem 1-Euro-Laden hinter der Kasse stehen. Ich möchte diese Arbeit auf keinen Fall schlecht reden, bitte nicht falsch verstehen, aber für mich hatte das Ganze einen faden Beigeschmack. Ich bildete mir ein, dass es von außen wohl so wirken musste, als würde ich nichts anderes mehr hinbekommen. In Wirklichkeit war es ja genau andersherum. Die Arbeit in dem 1-Euro-Laden war nur eine der vielen Stufen, die ich steigen musste, um wieder nach oben zu kommen.

Ein ganz normaler Bürojob mit festen Arbeitszeiten und einem richtigen Gehalt, auf das ich mich am Monatsende freuen kann. Das wäre meine Erlösung. Die Frage war nur, wo das sein sollte. Und wer würde mich mit diesem MS-Brandzeichen nehmen? Nach längerer Überlegung glaubte ich, ich sollte bei dem bleiben, was ich kann, nur in abgeschwächter Variante. Bedeutete so viel wie: Ich bleibe in der Versicherungsbranche, wechsle aber offiziell vom Außendienst in den Innendienst. So lautet jedenfalls vorerst der Plan. Nachdem ich ein paar Bewerbungen geschrieben hatte, bekam ich sogar ein positives Feedback und wurde zu einem ersten Telefoninterview eingeladen. Je näher der Termin hierfür rückte, umso aufgeregter wurde ich. So viel hing an diesem Gespräch. Mein Mann saß mir im Nacken, da er wollte, dass ich wieder einem „anständigen" Beruf nachgehe, bei dem ich nicht nach Feierabend erschöpft auf der Couch liege. Mein eigenes Gewissen oder vielleicht auch mehr mein eigenes Ego saß mir ebenfalls im Nacken, weil ich unbedingt beweisen wollte, dass ich keine Versagerin bin und genauso meinen Lebensunterhalt verdienen kann wie alle anderen auch. Aber noch wichtiger war es mir, dass mein Mann wieder stolz auf mich ist. Mein Glück war, dass ich zwar vor Prüfungen sehr aufgeregt bin, aber wenn es dann wirklich darauf ankommt, kann ich mich recht schnell konzentrieren. So auch beim

Telefoninterview. Auf die Fragen, die man mir stellte, konnte ich spontan und präzise antworten, sodass ich eine weitere Einladung zum direkten Bewerbungsgespräch erhielt.

Ich war glücklich über diesen weiteren Schritt, aber gleichzeitig kamen mir auch Zweifel darüber, ob ich beim Bewerbungsgespräch offen über meine Krankheit sprechen oder sie lieber für mich behalten sollte. Da ich zu dieser Zeit nur einen Grad der Behinderung von 30 Prozent hatte, war ich nicht zu einer Meldung verpflichtet. Allerdings wollte ich mich auch nicht verstecken und offen mit meiner Krankheit umgehen können. Ich glaube, jeder, den ich aus meinem Verwandten- und Bekanntenkreis nach seiner Meinung gefragt habe, hat mir gesagt, ich solle den Mund halten. Kein Chef nimmt dich mit so einer Erkrankung, war ihre Aussage. Aber mein Herz sagte mir etwas anderes. Ich wollte nicht schweigen. So entschloss ich mich, es von der Situation im Gespräch abhängig zu machen, ob ich tatsächlich schweigen würde oder nicht.

Am Anfang des Bewerbungsgesprächs wurde mir das Unternehmen vorgestellt. Es handelte sich um ein großes Unternehmen der Finanz- und Immobilienbranche. Es kam mir sehr entgegen, dass sie sich als ein arbeitnehmerfreundliches Unternehmen darstellten. Ich durchlief mehrere Gespräche mit verschiedenen Damen aus den unterschiedlichen Abteilungen. Die Gespräche waren besser und angenehmer als ich dachte. Daher nahm ich all meinen Mut zusammen, als die Personalleiterin mich fragte, ob ich noch Fragen hätte oder sonstige Anmerkungen machen wolle. Jetzt oder nie. Wenn ein Unternehmen so viel für seine Mitarbeiter tut, wie zum Beispiel Massagen in den Pausen anbietet, Getränke und Snacks zur freien Verfügung stellt sowie sportliche Aktivitäten der Angestellten unterstützt, dann musste ich hier doch genau richtig sein. Leider ein Irrglaube. Statt Toleranz machte sich ein unterdrücktes Entsetzen in den Gesichtern meiner Gegenüber breit. Nachdem sie sich für meine Ehrlichkeit bedankt hatten, wollten sie natürlich genau wissen, wie sich diese Krankheit bei mir äußert und wodurch sie ausgelöst wird. Bei der Antwort auf diese Frage beging ich den größten Fehler und nannte Stress als Auslöser. Tja, so ist das wohl mit der Ehrlichkeit. Das war mein berufliches Todesurteil, denn obgleich ich noch zu erklären versuchte, dass der Stress nur durch die Wut auf mich selbst zustande kommt und nicht durch Stress bei der Arbeit ausgelöst wird, kamen diese Erklärungsversuche nicht mehr an. Man bedankte sich für das nette Gespräch und teilte mir mit, dass ich innerhalb der nächsten zwei Wochen Bescheid bekommen würde, ob ich die Vollzeitstelle als Innendienstkraft erhalten würde.

Zu Hause angekommen, durfte ich mir wieder all die klugen Ratschläge anhören. „Wie kannst du das nur erzählen? Jetzt hast du es dir damit vermasselt!", und und und … Aber meine Meinung stand dennoch fest, egal wie es ausgehen sollte. Ich wollte einen Job, bei dem man mich so nimmt, wie ich bin. Die MS ist ein Teil von mir, und ich will mich nicht verstecken. Punkt! Und wenn die mich nicht nehmen wollten, dann würde ich einen anderen Arbeitgeber finden. Ich glaubte fest daran, dass dieser Wunsch in Erfüllung geht. Sollte diese Firma mich tatsächlich wegen meiner Krankheit nicht einstellen, dann war sie nicht die richtige Firma.

Es vergingen etwa anderthalb Wochen, bis sich die Personalabteilungsleiterin wieder bei mir meldete und mir leider eine Absage erteilte. Sie erzählte mir, dass sie sich für mich entschieden hätten, aber dass sie glaubten, dass ich dem Stress bzw. den hohen Anforderungen des Unternehmens nicht gewachsen sei. Man wolle auch nicht, dass ich aufgrund der vielen Arbeit wieder krank werden würde. Da ich damit schon gerechnet hatte, war die Enttäuschung nicht ganz so groß. Auf der einen Seite war es sehr schade, aber auf der anderen Seite war ich auch erleichtert. Ich weiß bis heute nicht genau, warum ich so empfunden habe, denn über positive Neuigkeiten hätte sich meine Familie sicher mehr gefreut.

Eine Sache war mir allerdings klar geworden. Ich hatte keine große Lust auf weiteren Bewerbungsstress. Und so wünschte ich mir zum Schlafengehen einen Job, für den ich mich nicht bewerben musste, bei dem mich der Chef mit dem Wissen um meine Erkrankung einstellte und bei dem ich ein gutes Einkommen verdienen würde. Mein Verstand sagte mir natürlich, dass ich nicht alle Tassen im Schrank hätte, aber mein Herz wollte weiter an diesem Wunsch festhalten.

Die Monate vergingen zu meinem Leidwesen ohne große Veränderungen. Aber ich wollte eine Veränderung; ich wollte einen festen Job, von dem ich leben konnte. Parallel entschloss ich mich, eine Ausbildung zur Lomi-Lomi-Nui-Masseurin zu machen. Hierbei handelt es sich um eine hawaiianische Tempelmassage. Nachdem ich selbst so eine wundervolle Massage erleben durfte, war ich mir sicher, dass dies ebenfalls auch mein Weg sein würde. Der Gedanke, anderen Menschen damit zu helfen, sei es gesundheitlich oder einfach nur zur Entspannung, beflügelte mich regelrecht. Das klingt vielleicht kitschig, aber für mich war es fast wie eine Wiedergeburt. Als könnte ich auf meinem neuen Weg mit meiner neuen Lebenseinstellung alles erreichen.

Es war mir auch völlig egal, was mein Umfeld davon hielt. Keine Bedenken konnten mich von meinem Wunsch abbringen.

Der Verdienst aus den Massagen sollte mein persönliches, monatliches Taschengeld werden. Doch die Massagen blieben vorerst aus. Mir fehlte auch ein passender Raum. Doch einen anzumieten, war mir zu unsicher und zu kostenintensiv. Einnahmen waren ja noch gar nicht kalkulierbar und ein fester Job zur Finanzierung fehlte ebenfalls. Weitere Wochen vergingen, bis sich mir neue Wege eröffneten. Die Versicherungsagentur sollte von einem neuen Vertrauensmann übernommen werden, der zu meinem Glück auch eine festangestellte Innendienstkraft suchte. Sollte ich wirklich so viel Glück auf einmal haben? In einem ersten Kennenlerngespräch kamen wir auch auf meine Krankheit zu sprechen. Er hatte bereits von einem Kollegen davon erfahren und war somit schon etwas vorbereitet. Ich erzählte ihm von meinem bisherigen Verlauf, erklärte ihm aber auch, dass es mir momentan sehr gut ging, und ich mich dieser Herausforderung schon gewachsen fühlte. Er gab mir die Chance, mich in einer Probezeit zu beweisen, und das tat ich auch. Ich glaube, ich habe noch nie so sehr einen Job gewollt wie diesen und war auch vorher nie so bereit gewesen, an meine Grenzen zu gehen.

Ich weiß nicht, ob es dabei nur mir so geht oder ob sich andere Menschen mit einem Handicap genauso fühlen, wenn es darum geht, sich für einen Job zu bewerben. Sich beweisen zu müssen. Ich für meinen Teil glaube auch heute noch ein bisschen, dass man immer besser sein muss als der Rest, um nicht durchzufallen. Jeder Fehler, den ich mache, ist mir unangenehm. Ich will nicht, dass man mir meine Defizite anmerkt, ich will genauso funktionieren, wie alle anderen auch.

Rückblickend gesehen stellt sich allerdings die Frage, ob es überhaupt sinnvoll ist, so zu sein wie alle anderen auch. Möchte man wirklich sein wie andere oder möchte man als Individuum wahrgenommen werden?

Ich glaube, meine persönliche Hürde ist immer noch die, dass ich der Meinung bin, ich müsste perfekt sein, weil ich sonst nichts wert bin. Wahrscheinlich gibt es kaum ein schlimmeres Ziel, das man sich setzen könnte, als dieses. Ich weiß, dass niemand perfekt sein kann. Das ist unmöglich. Schon allein deswegen, weil wir wiederum von verschiedenen Menschen mit verschiedenen Meinungen beurteilt werden. Es ist nicht möglich, jedem gerecht zu werden, und trotzdem versuche ich es immer wieder. Aber gut, wenn es nichts mehr gäbe, an dem man bei sich selbst arbeiten könnte, wäre das Leben doch langweilig, oder?!

Als ich nach der Probezeit endlich meinen Arbeitsvertrag in den Händen hielt, war ich stolz wie Bolle. All meine Anstrengungen wurden jetzt belohnt. Alles, woran ich geglaubt hatte und was ich mir gewünscht hatte, ging damit in Erfüllung. Ein unbeschreiblich schönes Gefühl! Fehlte nur noch die Kündigung meines Minijobs. Es war mir ein inneres Fest, als ich meine Kündigung im Laden abgab. Endlich konnte ich wieder ich selbst sein, und endlich hatte ich wieder einen Job, der mir Spaß machte und meinem Selbst entsprach. Und natürlich nicht zu vergessen das absolute i-Tüpfelchen: Alle wussten von meiner Krankheit und niemanden störte es!

Ich konnte mich ganz normal bewegen und verhalten wie jeder andere auch!

Ein großer Schritt in Richtung Gesundheit war für mich auf jeden Fall der, als ich begann, Autorin und Regisseurin meines Lebens zu werden. Ich habe meine Träume und Wünsche visualisiert und dann an der Umsetzung gearbeitet. Es ging mir jetzt, zwei Jahre nach meinem letzten Schub, so gut wie nie. Ich war wieder ein glücklicher Mensch.

Auch wenn noch nicht alles so ist, wie ich es mir vorstelle, kann ich trotzdem sagen, dass ich mein Leben wieder in die richtigen Bahnen lenken konnte.

Viele Bücher habe ich über Selbstheilung und Wunscherfüllung gelesen. Sie alle haben mir wieder Mut gemacht, mich aus eigener Kraft aus meinem Dilemma zu befreien. Manchmal braucht es nur ein oder zwei richtig gute Denkanstöße, ich würde fast sagen Wegweiser, um wieder Boden unter die Füße zu bekommen.

Ich gehöre leider zu den Menschen, die sich über alles den Kopf zerbrechen. „Kann ich das so machen? Was werden die anderen denken? Wie hat der oder die das gemeint?", um nur ein paar Gedankenspielchen zu nennen. Und natürlich darf auch die Selbstkritik nicht vergessen werden: „Dieses und jenes kann ich nicht! Ich bin sowieso untalentiert!" In solchen Momenten versuche ich mich mit zwei Leitsätzen meinen Verstand zu beruhigen:

„Nicht alles, was ich glaube/denke,

entspricht auch der Wahrheit!"

und

„Energie folgt der Aufmerksamkeit!"

So lange habe ich mich völlig grundlos kleingeredet und mir nichts zugetraut. Aber diese Zeiten sind vorbei. Mein Verstand hatte Unrecht, ich habe sehr wohl Talente und ich habe auch meinen Mut wieder gefunden, immer neue Talente in mir zu entdecken oder zu entwickeln. Ich habe mein Leben bewusst in die Hand genommen und neugestaltet. Wenn es Situationen gibt, vor denen ich Angst habe, stelle ich sie mir so lange in meinem Kopf vor, bis ich genug Selbstsicherheit gewonnen habe, um diese Hürde zu meistern. Es macht richtig Spaß, sich selbst bei diesen Lernprozessen zu beobachten.

Geholfen hat mir hierbei vor allem die hawaiianische Huna-Lehre mit ihren sieben Prinzipien:

1. IKE: Die Welt ist so, wie du sie siehst.
2. KALA: Es gibt keine Grenzen.
3. MAKIA: Energie folgt der Aufmerksamkeit.
4. MANAWA: Jetzt ist der Augenblick der Macht.
5. ALOHA: Liebe ist die Quelle der Kraft.
6. MANA: Alle Macht kommt von innen.
7. PONO: Wirksamkeit ist das Maß aller Dinge.

Das Schöne an diesen Prinzipien ist, dass sie genügend Spielraum für eigene Interpretationen lassen. Jeder kann sich genau das herausziehen, was für ihn gerade wichtig ist. Mir hat

Huna sehr dabei geholfen, mein Leben wieder mutig anzuge-
hen. Besonders das 3. Prinzip, „Energie folgt der Aufmerksamkeit", begleitet mich täglich. Wenn wir an schlechte Dinge denken, wird Schlechtes passieren. Wenn wir uns aber auf das Positive fokussieren und unsere Wünsche nie aus den Augen verlieren, wird das Gute und Gewünschte auch in unser Leben
kommen, wenn auch vielleicht auf Umwegen und nicht so offensichtlich, wie wir es uns vorgestellt haben. Das ist das Gesetz
der Resonanz.

Gerne möchte ich dich einladen, diese sieben Huna-Prinzi-
pien auf dich wirken zu lassen. Ich bin mir sicher, dass jeder
von uns etwas findet, womit er sich identifizieren kann.

Mir ist bewusst, dass eine ehrliche Selbstreflexion nicht immer angenehm ist, aber ich glaube, dass das Ergebnis umso er-
freulicher ist, wenn man es richtig angeht.

Mich hat dieser Prozess zu einem glücklichen Menschen gemacht. Deshalb wünsche ich dir, dass es dir genauso gut gelingt,
dein neues Leben zu gestalten.

Energie folgt der Aufmerksamkeit ist auch die perfekte Über-
leitung zu einer weiteren großartigen und lehrreichen Erfahrung, die ich machen durfte und die mich zusätzlich aus meinem
immer wiederkehrenden Gedankentief herausholte.

Meine Kamera.

Sie fordert nicht nur meine ganze Aufmerksamkeit, sie ist
auch eine Art stumme Psychologin. Sie hat mich nie bewertet
oder verurteilt. Sie hat mich nie ausgelacht, sondern einfach nur
den Ist-Zustand aufgenommen. Was ich daraus mache, ist dann
meine eigene Sache.

Meine Leidenschaft für die Fotografie ist 2018 erwacht. Eigentlich wollten meine Freundin und ich nur ein paar schöne,
neue Fotos von uns machen. Doch das Fotografieren machte so
viel Spaß und lenkte von all dem Alltagsstress ab, dass ich fast
süchtig danach wurde. Ich wollte mich wieder lachen und

strahlen sehen und war deshalb immer zu 100 Prozent bei der Sache. Was mir anfangs nicht bewusst war: Je häufiger wir uns auf Bildern sehen und uns als schön empfinden, desto mehr glauben wir daran und es kann sich in unserem Kopf manifestieren. Mit jedem Shooting entdeckte ich eine neue Verena. Die Lächelnde, die Wilde, die Arrogante, die Sinnliche, die Erotische, aber auch die Traurige oder die Sensible. Das sind alles meine Gesichter, und dank der Digitalisierung kann man sich auch möglichst schnell die Facetten aussuchen, die man gerade als schön empfindet. Der restliche Ausschuss wandert ohne große Beachtung in den digitalen Papierkorb.

Da meine Freundin bereits Mami war, hatte sie natürlich bei Weitem nicht so viel Zeit wie ich. Aber ich war ehrgeizig und wollte immer besser werden. So beschloss ich kurzerhand mir eine Funkfernbedienung für meine Kamera zu kaufen und fleißig zu üben.

Ich packte, so oft ich konnte, meine Outfits zusammen und zog los in die Natur. Sollte ich Beobachter gehabt haben, hatten sie mit Sicherheit eine Menge zu lachen bei all den Verrenkungen, die ich gemacht habe. Am Anfang waren die Bilder sehr verspielt und niedlich, aber mit der Zeit eroberten auch meine anderen Facetten das Kameralicht. Dann war und bin ich ganz in meinem Element. Jede Sorge, jeder Zweifel verschwindet. Ein wunderbares Gefühl. Nur die Selbstkritik konnte ich bisher nicht ablegen. Aber heute nehme ich sie als Ansporn, besser zu werden und lasse mich nicht mehr von ihr zerfressen.

Ende 2018 habe ich mir ein Herz gefasst und meinen ersten Instagram-Account eröffnet. Natürlich hat sich am Anfang kaum jemand für mich interessiert. Aber mit der Zeit häuften sich dann die Anfragen für die sogenannten TFP-Shootings (Time-for-Print). Ich konnte mein Glück kaum fassen. Fotografen wollten mit mir zusammen Bilder machen. Das war unglaublich! Mein Selbstbewusstsein bekam einen Kick nach dem anderen. So viele Glückshormone hatte ich schon lange nicht mehr ausgeschüttet. Der einzige Nachteil war allerdings, dass ich aufhörte, mich selbst zu fotografieren. Lediglich im Posing wurde ich immer sicherer. Ich wusste genau, wann ich im richtigen Licht erscheinen würde und was meine Schokoladenseiten waren. Das war auch ein Segen für meine Fotografen. Denn sie mussten kaum noch Anweisungen geben. Ich durfte so viele wunderbare Menschen und auch Locations kennenlernen, das war wirklich eine Bereicherung für mein Leben. Doch eine Sache konnte ich vor einer fremden Kamera noch nie wirklich gut: mich gehen zu lassen. Meinen wahren Gefühlen freien Lauf zu lassen. Vor einer fremden Kamera war es meistens nur

Schauspielerei. Aber vor meiner eigenen Kamera konnte ich meine wahren Gefühle ausleben, die in diesem Moment an die Oberfläche wollten. Es gab viele Momente, in denen ich weinte, schrie oder einfach in Gedanken versunken war, und auch das nahm meine Kamera stumm auf. Aber die stummen Bilder wollten sich ausdrücken, und so gab ich ihnen meine Stimme in Form meiner Texte. Sie sind ein Spiegel meiner Vergangenheit, meiner Gegenwart und meiner Zukunft. Darüber hinaus möchte ich auch für andere Menschen mit ähnlichen Schicksalen sprechen. Denn niemand von uns ist allein. Ich würde mich freuen, wenn sich durch meine Arbeit, andere Menschen inspirieren lassen. Sich selbst ein Herz fassen und den Weg zu sich selbst suchen. Sich selbst lieben zu lernen. Und wer die Selbstliebe schon für sich entdeckt hat, kann sich natürlich auch einfach so vor der Kamera ausprobieren.

Grundsätzlich hatte ich bis zum Jahr 2010 mit Spiritualität nicht viel am Hut. Im Gegenteil, vieles davon habe ich als Spinnerei abgetan. Nur weil man sich überall Engel in die Wohnung stellt und komisches Zeug redet, heißt das noch lange nicht, dass man Kontakt zu höheren Wesen, Gott oder ähnlichem hat. Zum Glück hat man jeden Tag die Chance, seine Meinung zu ändern und den Blickwinkel etwas zu erweitern. Heute glaube ich zwar immer noch nicht an einen Gott im kirchlichen Sinne. Aber ich glaube an eine höhere Kraft, die uns führt und beschützt. Jeder mag einen anderen Namen dafür finden, ich nenne diese Kraft meine innere Stimme. Ob sie nur mein höheres Bewusstsein ist oder von einem höheren Wesen gelenkt wird, kann ich nicht sagen. Was ich aber sicher weiß, ist, dass sie mich noch nie enttäuscht hat. Ganz im Gegenteil. Entweder hat sie mich beschützt oder mir den richtigen Weg gezeigt. Ganz deutlich erinnere ich mich an den Moment, als mein damaliger Partner uns mit meinem Auto nach Hause fahren wollte. Mich überkam plötzlich ein so ungutes Gefühl und ich wollte ihn eigentlich nicht ans Steuer lassen, aber mein Verstand war stärker. Genauso wie die Fliehkräfte meines Autos, keine 5 Minuten später. Wir lagen im Graben und das Auto war kaputt. Beim zweiten Mal sprach meine innere Stimme wieder sehr deutlich zu mir. Nämlich, als ich das besagte Küchenmesser in der Hand hielt und mich verabschieden wollte. Diese Worte, dass ich noch gebraucht werde und noch so viel zu erleben habe, werde ich nie mehr vergessen. So wach wie in diesem Moment habe ich mich nie wieder gefühlt. Dennoch habe ich meine innere Stimme viel zu oft auf stumm geschaltet. Ich dachte, ich könnte sie einfach ignorieren. Es ging ja nicht um eine Autofahrt oder so. Nein, (*Ironie an*)– es ging ja nur um so etwas Belangloses wie meine Gesundheit– (*Ironie aus*). Wenn die Symptome aktiv sind und uns die Beschwerden quälen, gehen wir achtsam mit unserer Erkrankung und unserem Körper um. Sind die Beschwerden jedoch abgeklungen, gleiten wir körperlich und geistig sehr schnell wieder in den Alltag zurück und vergessen schnell, was war. So wie wir, oder in diesem Fall ich, alle guten Vorsätze aus der schlechten Phase vergessen habe. Zudem verfiel ich in den Irrglauben, alles im Griff zu haben. Auch hier war meine innere Stimme sehr präsent und auch mein Körper gab mir immer wieder neue Hinweise, dass überhaupt nichts in Ordnung war. Aber ich wollte es nicht wahrhaben. Schon seit Monaten litt ich unter Schlafstörungen, knirschte nachts mit den Zähnen. Selbst eine Zahnschiene brachte keine Linderung. Ich war so gestresst, dass schon kleinste Abweichungen in meinem Alltag mein System aus dem Gleichgewicht brachten. Doch woher kam dieser Stress? Jetzt, rückblickend weiß ich, dass ich abgerutscht war. Ich lebte kaum noch, sondern funktionierte wie eine Maschine. Ich hatte seit meiner Kindheit verlernt, für mich einzustehen und Grenzen zu setzen. Anstatt eine klare Linie zu ziehen, was meine Kräfte und meine Krankheit betrifft, habe ich mich immer wieder angepasst und durchgehalten. Bis ich im Dezember 2021 die Signale meines Körpers nicht mehr ignorieren konnte. Mir fiel auf, dass ich meinen Hund nicht mehr vollständig sehen konnte, als ich mit ihm spazieren ging. Meine Neurologin bestätigte mir dann anhand des frischen MRT-Berichts, dass es sich um eine erneute Sehnerventzündung handelte. Und wieder einmal war die Zeit für meine innere Stimme gekommen. Ich hörte sie so laut und deutlich, wie ich sie damals im Badezimmer gehört hatte.

„Das ist nicht mehr dein Leben. Lebe endlich das Leben, dass deinem Herzen entspricht."

Nichts leichter als das, wenn ich denn nur wüsste, was wirklich zu mir passt. Und wie sollte ich mir ein neues Leben aufbauen, wenn ich mit den Augen kaum noch etwas sehen konnte, wenn ich wegen der zusätzlich aufgetretenen Fatigue ständig an die Couch oder das Bett gefesselt bin? Ich fühlte mich nur noch als Belastung. Für mich und für meine Mitmenschen. Nachts tigerte ich ständig durch die Wohnung oder wälzte mich von links nach rechts. Die Gedanken kreisten in alle Himmelsrichtungen. Und wieder meldete sich meine innere Stimme.

„Konzentriere dich auf das, was dir guttut."

Fotografieren! Die Fotografie war für mich mittlerweile mehr als nur ein Hobby geworden. Außerdem beschloss ich, meine Gefühle weiterhin in Worte zu fassen. Kurze Texte, in denen ich meine Erlebnisse und Gefühle verarbeiten kann. Oft kommen die Zeilen wie aus dem Nichts. Als würde sie mir jemand von „Oben" ins Ohr flüstern. Dann zücke ich sofort mein Handy, um mir die Worte direkt aufzuschreiben. Sonst kann ich mich leider häufig nach 5 Minuten nicht mehr daran erinnern. Die meisten Texte haben mit mir selbst zu tun, aber es gibt auch einige Texte, die mir nach tiefgründigen Gesprächen mit anderen Menschen einfallen.

So oft schauen wir auf das vermeintlich perfekte Leben eines anderen Menschen, dabei trägt jeder ein Paket auf seinen Schultern. Ängste, Unsicherheiten, Depressionen, Burn-out, Beziehungsstress und vieles mehr. Was uns verbindet, ist der Wunsch nach Liebe, Geborgenheit und Sicherheit.

Die kurzen, prägnanten Texte und meine dazugehörigen Bilder, sind meine Art des Ausdrucks. Über Instagram habe ich gemerkt, dass ich anscheinend einen Nerv getroffen habe. Ich war wirklich überrascht über das Feedback, das ich immer wieder bekam oder besser gesagt bekomme. Die Menschen öffnen sich. Geben einen Teil ihrer Seele preis und ich bin immer wieder tief berührt, wie viel Vertrauen mir entgegengebracht wird.

„Hast du schon mal daran gedacht, ein Buch zu schreiben?", fragte mich irgendwann einer meiner Follower. Nein, das war mir bisher noch nicht in den Sinn gekommen. Ich wusste auch gar nicht, wie so etwas funktioniert. Woher auch. Aber der Gedanke ließ mich nicht mehr los und so begann ich tatsächlich, je nach Konzentrationsfähigkeit und körperlicher Verfassung, Stück für Stück ein Buch zu gestalten. Eine wirklich große Herausforderung, wenn man bedenkt, dass ich mich nach ca. 30 Minuten Arbeit am PC erst einmal ausruhen muss. Aber mich hetzte ja niemand und so ist aus einer Idee nach und nach ein Lebenswerk entstanden.

My Body My Mind – Die Antwort ist in uns

Der Titel fühlt sich für mich am stimmigsten an. Er spiegelt all das wider, was mich, meine Fotografie und die Texte ausmachen.

Aber der Weg dorthin war nicht auf Rosenblüten gebettet. Ganz im Gegenteil. Besser könnte man die Entstehung des Buches als einen Weg der Verzweiflung und der immer wiederkehrenden Frage beschreiben: Aufhören oder weitermachen? Da mein Schreibprogramm offensichtlich nicht für große Bilder ausgelegt ist, stürzte mein Laptop regelmäßig ab oder fror quasi ein. Zweimal war ich schon so weit, das Projekt aufzugeben, und dann passierte jedes Mal etwas sehr Merkwürdiges. Ich wurde krank. Entweder verschlimmerten sich meine eigenen Symptome schlagartig oder ich fing mir eine Infektion ein. Das Universum ließ es im wahrsten Sinne des Wortes Dachlatten regnen. Worüber ich im Nachhinein auch sehr froh bin. Ohne diese Dachlatten wäre ich nicht in den Genuss gekommen, zu wissen, wie es sich anfühlt, etwas selbst und ganz allein aus dem Nichts erschaffen zu haben. Allein für diese Erfahrung bin ich unglaublich dankbar. Zum ersten Mal in meinem Leben habe ich nicht aufgegeben. Ich bin weitergegangen. Ich habe mir Fähigkeiten angeeignet, die ich vorher nicht hatte. Auch wenn sich am Ende niemand für dieses Buch interessiert, hat es mich zu einem besseren Menschen gemacht, denn es konnte nur aus Liebe zu mir selbst entstehen!

Wenn ich heute, Ende 2023, auf die vergangenen 13 Jahre zurückblicke, dann blicke ich auf eine Zeit voller Höhen und Tiefen. Eine Zeit, die von Tränen begleitet war – aus Freude und auch aus Leid. So oft haben sich Hoffnung und Zweifel in mir die Hand gereicht. Doch egal wie tief und wie schwarz das Loch war, in das ich gefallen bin, der Wunsch, nein, der regelrechte Drang nach einem erfüllten und gesunden Leben hat mich immer wieder ans Licht getragen.

Eine meiner größten Herausforderungen war und ist die offene Kommunikation. Damit meine ich natürlich nicht Gespräche über das Wetter, sondern einer anderen Person zu sagen, was ich möchte und was nicht. Entscheidungen zu treffen, die in erster Linie **mir** guttun und **meinen** Wünschen entsprechen, bevor ich anfange, es anderen Menschen recht zu machen. Für viele Menschen mag das selbstverständlich klingen, aber für mich ist es immer wieder eine Hürde, mich selbst an die erste Stelle zu setzen. Aber wie ich immer wieder feststellen durfte, ist es für meine Gesundheit von existenzieller Bedeutung. Das kleine Lob oder die kleine Anerkennung, die wir für unsere Hilfsbereitschaft oder unseren Arbeitseifer erhalten, wiegt unter dem Strich leider nicht den schädlichen Aspekt der Selbstzerstörung auf. Zumindest war das bei mir der Fall. Man muss sogar aufpassen, dass man nicht in eine Abwärtsspirale gerät. Als ich anfing, jedes Lob mit noch mehr Arbeitseinsatz rechtfertigen zu wollen, verlor ich den Kontakt zu mir selbst. Bis mein Körper ganz klare Grenzen gesetzt hat. Was im Nachhinein meine Rettung war. Ich habe die Chance erhalten, von meiner MS zu lernen. Annahme, Selbstreflexion und Dankbarkeit sind auch für mich ganz wesentliche Begleiter geworden. Ohne sie wäre eine Weiterentwicklung der eigenen Persönlichkeit gar nicht möglich.

Es gibt Tage, da könnte ich schwören, dass auf meiner linken Schulter ein Männchen sitzt und mich jedes Mal ermahnt, wenn ich wieder in meine alten Muster falle.

In diesem Sinne, ein herzliches

Dankeschön

an den fleißigen Kameraden!

Obwohl ich ja auch ein eher ungeduldiger Mensch bin, habe ich eingesehen, dass ich mich diesen alten Denkmustern jeden Tag aufs Neue stellen muss. Bis auch die letzte Zelle in mir begriffen hat, dass sie es wert ist, liebevoll behandelt zu werden. Mein Körper reagiert sofort, wenn ich mich wertschätze und liebevoll mit mir umgehe. Der Stresspegel sinkt sofort und meine gesamte Stimmung hellt sich auf. Wenn das kein Argument ist, immer wieder über die eigenen Gedanken nachzudenken, dann weiß ich auch nicht. Noch einfacher wird es, wenn wir unsere Herzensstimme zur Unterstützung hinzuziehen. Das kann ein sanfter Impuls sein, ein gutes Gefühl oder auch eine plötzliche Warnung, die in uns aufsteigt. Aber niemals im Bösen. Die Stimme des Herzens ist niemals ungerecht oder beleidigend. Alle negativen Gedanken in uns kommen nur aus dem Verstand und aus den Erfahrungen, die wir bisher gemacht haben. Die Stimme des Herzens wirkt wie ein innerer Kompass, der auf Liebe und Fülle ausgerichtet ist. Das zu erkennen, hat eine Weile gedauert. Aber seit ich mir die Macht meiner Gedanken und ganz besonders die Macht meiner inneren Stimme immer wieder bewusst mache, fühle ich mich viel stärker und lasse mich auch nicht mehr so leicht aus der Ruhe bringen.

Daher kann ich mich nur immer wiederholen – alles, aber auch wirklich alles, steht und fällt mit der Liebe zu uns selbst.

Mit der Wahrnehmung unserer inneren Stimme und deren Annahme.

In meinem anderen Buch

My Body My Mind – Die Antwort ist in uns

habe ich dazu folgenden Text veröffentlicht:

Mein größter Feind – bin ich selbst.

Mein größter Freund – bin ich selbst.

Nach all den inneren Kämpfen bin ich nun froh, dass ich mit meiner neugewonnenen Selbstliebe endlich zu dem Menschen heranwachsen kann, der ich immer sein wollte.

Wie fühlst du dich jetzt?

Hast du schon Kontakt zu deiner inneren Stimme?

Wenn du dich jetzt auch motiviert fühlst, dein Leben zu verändern, dann empfehle ich dir, diese Ziele und Wünsche sofort
aufzuschreiben, damit du sie immer vor Augen hast. Nutze
diese Impulse, sie sind dein Antrieb für den Start in ein neues
Leben. **Dein Leben.**

Ich habe mir dafür ein kleines Notizbuch angelegt. Wann
immer ich jetzt einen Impuls von meiner Herzensstimme bekomme, schreibe ich ihn sofort auf. Zum Beispiel meine Ziele
für die Zukunft.

Ich würde mich auch sehr freuen, wenn du mir von deiner
eigenen Entwicklung berichten könntest. Denn schließlich können wir alle immer wieder etwas voneinander lernen.

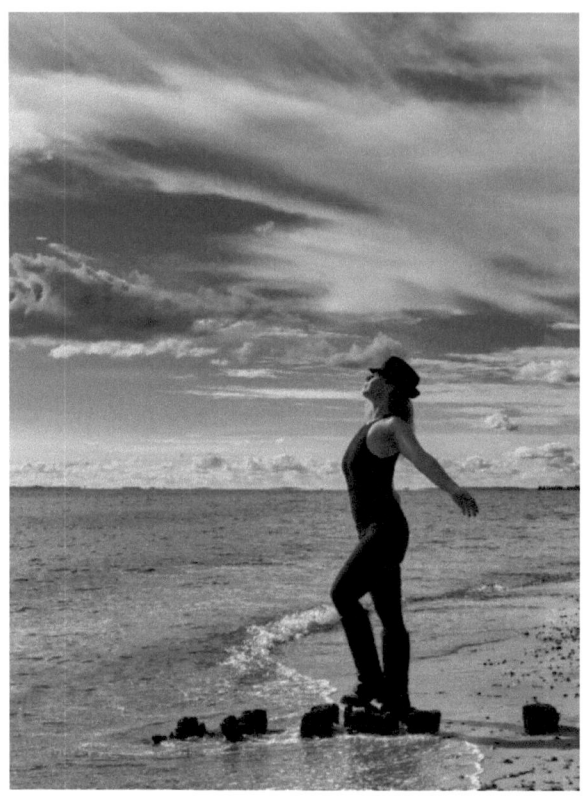

Deine Zeit kommt, wenn du sie dir nimmst.

Nahrungsergänzungsmittel

Zum Schluss möchte ich noch eine Liste von Vitaminen, Nahrungsergänzungsmitteln und Superfoods, die ich persönlich ausprobiert habe, mit dir teilen. Im Internet findest du viele Informationen zu diesem Thema. Es liegt jedoch an dir, in dich hineinzuspüren und für dich selbst zu entscheiden, ob und wenn ja, welche dieser NEMs du ausprobieren möchtest. Jeder Mensch ist einzigartig und hat individuelle Bedürfnisse. Nutze meine Liste als Anregung und finde selbst heraus, was für dich persönlich am besten funktioniert. ***Deine Gesundheit liegt in deiner Hand!***

1. Vitamin D3 + K2
2. Vitamin B12
3. Magnesium
4. Zink
5. Propolis
6. Gojibeere
7. Hagebutten
8. Hericium Vitalpilz
9. Chiasamen
10. Astaxanthin
11. Methylenblau

Danksagung

Mit diesem Taschenbuch ist nun mein zweites Buch erschienen. Der Weg dorthin war lang und steinig. Aber jede Herausforderung hat mich ein bisschen stärker gemacht.

Ich möchte mich bei allen Menschen bedanken, die mich auf diesem Weg begleitet, beraten und unterstützt haben.

Ganz besonders danke ich meinen Mann, denn du hast mich nie infrage gestellt. Du hast meine Hand nie losgelassen und mir immer den Rücken gestärkt.
Ich liebe dich!